Andreas Lukoschik / Erich Bauer
Die richtige Körpertherapie

Andreas Lukoschik/Erich Bauer

Die richtige Körpertherapie

Ein Wegweiser durch westliche und östliche Methoden

Kösel

CIP-Titelaufnahme der Deutschen Bibliothek

Lukoschik, Andreas:
Die richtige Körpertherapie : ein Wegweiser durch westliche
und östliche Methoden / Andreas Lukoschik; Erich Bauer.
München : Kösel, 1989
ISBN 3-466-34225-2
NE: Bauer, Erich

© 1989 by Kösel-Verlag GmbH & Co., München.
Printed in Germany. Alle Rechte vorbehalten.
Druck und Bindung: Kösel, Kempten.
Umschlag: Elisabeth Petersen, Glonn.
Umschlagbild: Celia Johnson, Düsseldorf.
Zeichnungen: Eva Amode, München.
ISBN 3-466-34225-2

Inhalt

Einleitung

Das anhaltende Interesse für Körpertherapien kann man nicht mehr nur als einen Trend bezeichnen. Es ist schon ein ausgewachsener Boom, was sich da im Bereich der Selbsterfahrung über oder durch den Körper tut! Und ebenso wie die Nachfrage ständig steigt, entstehen parallel dazu immer neue Verfahren und Methoden, die zum Teil mit wohlklingenden Namen und vollmundigen Ansagen die sensationellsten Veränderungen an Körper und Geist versprechen. Aber es gibt nicht nur ganz neue Methoden, sondern auch schon jahrelang bewährte körperorientierte Verfahren, die zum Teil sogar älter als der Psychotherapie-Klassiker »Psychoanalyse« sind, ganz zu schweigen von den uralten östlichen Übungswegen.

Während man im Osten seit Tausenden von Jahren systematische Körpermethoden und körperorientierte Übungswege kennt, reicht die Tradition der westlichen Methode nur bis ins 18. Jahrhundert zurück. Man kann von da aus drei Hauptquellen für das »neue Körperbewußtsein« in Europa benennen.

Die erste ist die *Körpermassage*. Wie noch ausführlicher an anderer Stelle berichtet wird (siehe Massage), hat diese Technik alte, ja sogar »klassische« Wurzeln. Aber erst um 1800 wurde die sogenannte »Schwedische Massage« von Medizinern anerkannt. Viele Körpermethoden benutzen heute die Griffe und Techniken dieser Massage (zum Beispiel Rolfing, Posturale Integration, Rebalancing, Biodynamische Psychotherapie).

Ein weiterer Quellfluß der westlichen Körpertherapien entsprang in Australien. Dort wurde ein Schauspieler, Frederick Matthias Alexander, durch das Versagen seiner Stimme dazu gedrängt, eine Körperschule zu entwickeln – die *Alexander-Technik*. Das war schon im Jahre 1890, noch bevor Freud seine umwälzenden Schriften vortrug. Ohne Zweifel: F.M. Alexander ist ein echter »Urahn«

moderner, westlicher Körpertherapien. Er hat nicht nur die anderen Haltungsschulen – wie die Eutonie und die Feldenkrais-Methode – beeinflußt, sein Gedanke vom aufrechten Körper taucht auch bei den tiefen Bindegewebsmassagen (Rolfing, Posturale Integration, Rebalancing) wieder auf.

Aber der Hauptstrom im Reich der Körpertherapien kommt aus einem Land, dessen große Denker das psychologische Selbstverständnis der Neuzeit am stärksten geprägt haben: Österreich, und dort aus der berühmten Stadt Wien.

Wilhelm Reich (siehe Orgontherapie) war es, der den geisteswissenschaftlich-psychologischen Ansatz seines Lehrers Sigmund Freud um eine entscheidende Dimension erweiterte. Er formulierte, daß seelische Störungen eine Entsprechung im Körper hätten: ein zwanghafter Mensch etwa hat nicht nur starre, psychologische Mechanismen, die ihn genußunfähig machen, sondern auch einen rigiden Körperbau (Körperpanzer).

Die Entdeckung Wilhelm Reichs gab den westlichen Körperverfahren eindeutig den wichtigsten Anstoß. Reich war der erste, der von »Körpertherapie« sprach, und der, nachdem er in die USA emigriert war, ein richtiges »body-movement« (eine »Körperbewegung«) auslöste. Sie entstand vor allem in Esalen, einem kleinen, paradiesischen Ort an der Pazifikküste Kaliforniens. Es war ein echter Kultplatz, ein Mekka für alle, die an der neuen Psycho- Bewegung teilnehmen wollten. Dort entstanden nicht nur viele moderne Therapien, sondern es kamen auch Philosophen, »Denker der Neuzeit« und hielten Seminare ab.

Es war die Zeit der »Hippies«, und dann der Studentenbewegung, als in Kalifornien eine Bewegung ins Leben gerufen wurde, die man oft »Human Growth Movement« (»humanistische Wachstumsbewegung«) nannte. Ihr Ziel: dem Menschen mit Hilfe therapeutischer Techniken wie Gestalt, Bioenergetik, Selbsterfahrung, Massage bei der Entfaltung seiner Potentiale zu helfen. Gleichzeitig wurde im Westen die Bedeutung östlicher Philosophien entdeckt. Die Nähe der kalifornischen Pazifikküste zu Japan und China förderte diesen Austausch, und man praktizierte asiatische Methoden wie Yoga, Shiatsu und·Akupunktur. Gesucht wurde eine Verbindung zwischen Ost und West, um aus dieser Verschmelzung den neuen Menschen zu schaffen. Von Kalifornien breiteten sich die neuen Therapien wie ein Lauffeuer aus. In den frühen siebziger Jahren kamen amerikanische Therapeuten wie »Missionare« aus dem Westen nach Europa. In Deutschland wurden die ersten Gruppenzentren gegründet: Zist und Coloman, beide nicht weit von München entfernt. Dort konnte man einen Geschmack von den neuen Verfahren bekommen. Viele Ärzte und Psychologen, aber auch Abenteurer und Neugierige gingen »nach drüben«, um sich an Ort und Stelle zu informieren und in den neuen Methoden ausbilden zu lassen. Heute gibt es wohl keine größere Stadt ohne nicht mindestens ein »Zentrum für Körpererfahrung und Therapie«. Und es werden ständig neue Praxen und Zentren eröffnet, die die verschiedensten Körpermethoden anbieten.

Doch worin unterscheiden sich all diese Techniken und Therapien? Was hat zum Beispiel die Haltungsschule von F.M. Alexander mit der Eutonie (ebenfalls einer Haltungsschule) von Gerda Alexander gemeinsam? Oder was macht die psychotherapeutisch ausgerichtete Bioenergetik von Alexander Lowen, und was geschieht bei der Biodynamischen Psychotherapie von Gerda Boyesen? Solche Fragen sind für den Laien nicht nur verwirrend und undurchsichtig; er kann inzwischen beim besten Willen nicht mehr entscheiden, welche Körpertherapie für seine Wünsche und Bedürfnisse die geeignete ist! Damit er aber mit dieser Ratlosigkeit nicht allein bleibt, und irgendwann einmal »irgendwas« ausprobiert, haben wir uns entschlossen, dieses Buch zu schreiben. Um damit eine möglichst weitreichende und kompetente Orientierungshilfe anzubieten, haben wir bei den Vorarbeiten nicht nur unsere theoretischen Kenntnisse als Diplom-Psychologen in die Recherchen einfließen lassen, sondern die beschriebenen zwanzig Körpertherapien auch selbst ausprobiert und andere Klienten nach ihren Erfahrungen befragt! Denn wir meinen: Alle Theorie ist grau, wenn sie nicht mit Selbsterfahrung gefüllt ist. Außerdem gilt bei Körperverfahren die alte Weisheit ganz besonders, daß man am realistischsten über etwas schreiben kann, wenn man es »am eigenen Leibe« erfahren hat.

Deshalb ist unser Führer durch die derzeit angebotenen Körpertherapien also eine Synthese aus theoretisch-fundiertem Wissen und
subjektiver Selbsterfahrung.

Nun noch einige Worte zur *Handhabung* dieses Buches! Der Über-
sichtlichkeit halber stellen wir jedes Verfahren nach gewissen
Punkten vor:

- was der Name besagt
- wie das Verfahren entstanden ist und welche Ursprünge es hat
- was theoretisch hinter dieser speziellen Methode steht
- wie sie gemacht wird (meist mit einer konkreten Übungsanlei-
  tung)
- worauf dieses Verfahren hinauswill und welches Ziel es hat
- wann und für wen es geeignet ist
- wie lange es dauert
- was es kostet
- welche Literatur es dazu gibt
- und – im Anhang – wer es macht.

Um ein Maximum an Überblick zu ermöglichen, haben wir ganz
an den Anfang unseres Buches eine Tabelle gestellt, in der wir alle
Verfahren nach bestimmten Kriterien in einem *tabellarischen »Be-
dürfniskatalog«* miteinander vergleichen. Er soll die Anfangsorien-
tierung für die »richtige« Körpertherapie erleichtern. Naheliegenderweise können die Zuordnungen zu den verschiedenen Rubriken
nur Annäherungen sein. Trotzdem sieht man hier am schnellsten,
wo man weiterlesen sollte oder möchte.
Hier eine kurze Erläuterung der verschiedenen Rubriken:

Tabellarischer Bedürfniskatalog

	Einzeln	Gruppe	Workshop	Dauer – kurz	Dauer – mittel	Dauer – lang	Berührung	Erholung	Besinnung	zu Hause
Aikido	–	×	–	–	×	×	–	–	×	–
Akupressur und Shiatsu	×	–	–	×	–	–	×	–	–	×
Aku-Yoga	×	×	–	×	×	–	×	–	–	×
Alexander-Technik	×	–	–	–	×	–	–	–	×	×
Atemtherapie	×	×	×	×	×	×	×	×	×	×
Biodynamische Psychotherapie	×	–	–	–	×	–	×	×	–	–
Bioenergetik	×	×	×	×	×	×	×	–	–	–
Eutonie	×	×	–	–	×	×	–	–	×	–
Feldenkrais	×	×	×	×	×	–	–	×	×	×
Hakomi	×	×	×	×	×	×	×	–	–	–
Orgontherapie	×	–	–	–	–	×	×	–	–	–
Partnermassage	–	×	×	×	–	–	×	×	–	×
Polarity Massage	×	×	×	×	×	–	×	×	–	–
Posturale Integration	×	–	–	×	×	–	×	–	–	–
Rebalancing	×	–	×	×	×	–	×	–	–	–
Reflexzonenmassage	×	–	–	×	–	–	×	×	–	×
Rolfing	×	–	–	–	×	–	×	–	–	–
Schwedische Massage	×	–	–	×	×	–	×	×	–	–
T'ai Chi Ch'uan	×	×	×	×	×	×	–	–	×	×
Yoga	×	×	×	–	×	×	–	–	×	×

Einzeln:
Unter diesem Schlagwort sind die Verfahren zusammengefaßt, die
Einzelsitzungen anbieten.

Gruppe:
Hier findet man eine Antwort, ob diese Methode mit anderen Teilnehmern gemeinsam gemacht werden kann – oder muß, z.B. weil
es auf den Gruppenprozeß ankommt.

Workshop:
Ein Workshop ist in aller Regel eine Wochenendveranstaltung zu
einer bestimmten Methode. Er beginnt Freitagabends und endet im
Laufe des Sonntagnachmittags. Es gibt auch Ferienworkshops. Für
die gekennzeichneten Methoden werden solche Workshops angeboten, die außerdem einen hinreichenden ersten Eindruck von dem
Verfahren vermitteln können.

Dauer:
Diese Rubrik unterscheidet zwischen *kurzen, mittleren und langen*
Verfahren.
Kurze Verfahren sind solche, die man einmal oder in unregelmäßi-
gen Abständen durchführen kann.
Mittlere Methoden sind solche, die meist als »Paket« von mehre-
ren Sitzungen angeboten werden. In der Regel sind es ca. zehn.
Als *lang* werden solche Methoden bezeichnet, die länger als ein
Jahr dauern.

Berührung:
Bei fast allen Körpermethoden findet in notwendiger und natürlicher Weise eine Berührung zwischen Therapeut, Trainer oder
Lehrer einerseits und dem Klienten andererseits statt. Diese Rubrik
gibt Auskunft, ob der Trainer den Klienten anfaßt – oder nicht.

Erholung:
Natürlich »erholt« man sich letzten Endes bei allen Körperverfahren von körperlichem Streß. Hier sind aber besonders solche

erwähnt, die man durchaus ohne eine bestimmte Indikation durchführen kann, einfach um sich etwas Gutes zu tun.

Besinnung:
Hier sind die Methoden erwähnt, bei denen man sich in Stille sammeln kann – etwa im Gegensatz zu Verfahren, die auf ein aktives Gruppengeschehen ausgerichtet sind.

Zu Hause:
Hier sind die Verfahren gekennzeichnet, die man nicht nur in der Praxis, dem Gruppen- oder Übungsraum durchführen kann, sondern vor allen Dingen zu Hause.

Noch ein prinzipielles Wort: Wir haben alle auf den nächsten Seiten beschriebenen Methoden unter dem Begriff »Körpertherapien« zusammengefaßt, allerdings in einer weit ausgelegten Deutung des Wortes »Therapie«. Jedes der vorgestellten Verfahren kann Heilerfolge vorweisen, was von Korrekturen von Haltungsschäden über den Abbau chronischer Verspannungen bis zu rascher Schmerzlinderung in den unterschiedlichsten Fällen reicht. Deshalb scheint *uns*(!) der Ausdruck »Therapie« gerechtfertigt. Wir weichen damit jedoch ganz beträchtlich von dem ab, was die klassische Schulmedizin unter Therapie versteht. Und weil dies so ist, werden die hier beschriebenen Körpertherapien eher selten, wenn überhaupt, vom Arzt verordnet und auch von den Krankenkassen in den allermeisten Fällen *nicht* bezahlt.

Körpertherapien müssen also aus der eigenen Tasche finanziert werden! Aus diesem Grund haben wir Anhaltspunkte über die Höhe der Preise für eine Einzelbehandlung beziehungsweise für eine Gruppenstunde sowie für die durchschnittliche Dauer der Behandlung angegeben.

Viele der beschriebenen Methoden werden von Fachverbänden angeboten. Nach unserer Erfahrung haben nur deren Adressen einigermaßen Bestand, weshalb man sich an diese Verbände richten sollte, um eine aktuelle Liste der seriös ausgebildeten Therapeuten zu erhalten (siehe Anhang S. 169ff.).

Andererseits sollte man daraus nicht den Umkehrschluß vollziehen, daß Körpertherapeuten ohne Fachzulassung nichts taugen würden. Zum einen haben auch viele der Begründer von hier beschriebenen Körperverfahren zunächst unsystematisch gelernt und experimentiert, bevor sie ihre eigene Methode praktizierten. Zum anderen ist das Gebiet der Psychologie und Psychotherapie so umfassend, daß es durchaus triftige Gründe dafür geben kann, sich *nicht* zu organisieren.

Einen guten Körpertherapeuten findet man daher – außer über die angegebenen Organisationen – durch »Herumfragen«. Außerdem gibt es in Deutschland, der Schweiz und in Österreich psychologische Fachzeitschriften oder Magazine, aus denen man die Anschriften von unorganisierten Zentren und Privatpraxen entnehmen kann.

Ob man zum anerkannten und organisierten »Fachmann« und damit auf Nummer sicher geht, oder ob man einen von Freunden empfohlenen Körpertherapeuten aufsucht, dieses Buch soll selbstsicherer machen: Wer mehr über eine Körpertherapie weiß, kann leichter protestieren, wenn er nicht erhält, was er sucht.

1. Körperorientierte Psycho-
   therapien

Die vier Verfahren »Orgontherapie«, »Bioenergetik«, »Biodynamische Psychotherapie« und »Hakomi« sind Psychotherapien. Alle
vier erfordern einen großen Aufwand an Zeit, Engagement und
auch an finanziellen Mitteln. Sie stoßen über den Körper in sehr
tiefe seelische Bereiche vor und fördern daher – bei entsprechen-
der Eigenbeteiligung – eine grundlegende Selbsterfahrung, Heilung
und persönliches Wachstum.
Was Bioenergetik und Hakomi bringt, kann man in einem Workshop (Wochenend-Gruppe) ausprobieren. Auch für die Biodynamische Psychotherapie werden Einführungsveranstaltungen angeboten. Für die Orgontherapie gibt es keinen entsprechenden praktischen »Probelauf«.
Zeitlich betrachtet war die Orgontherapie die erste Körpertherapie.
Obwohl vor weniger als 50 Jahren entstanden, rechnet man sie
bereits zu den Klassikern. Es soll daher mit ihr begonnen werden.

ORGONTHERAPIE
Durch den Panzer zum lebendigen Gefühl

Kurzinformation:
Eine körperorientierte Psychoanalyse, die länger als drei Jahre
dauern kann. Für Menschen, die eine sehr tiefe Selbsterfahrung
suchen.

Name und Entstehung:
Wilhelm Reich wurde am 24. März 1897 in Österreich geboren.
Mit gutem Gewissen kann man ihn den Urvater der allermeisten

im Westen entstandenen Körpertherapien nennen. Er hatte einen großen Einfluß auf Alexander Lowen (siehe Bioenergetik), Gerda Boyesen (siehe Biodynamische Psychotherapie) und Jack Painter (siehe Posturale Integration), um nur einige Hauptvertreter moderner, körperorientierter Techniken zu nennen. Aber auch bei Fritz Pearls Gestalttherapie (siehe Worterklärungen) und Leonard Orrs Rebirthing (siehe Worterklärungen) ist sein Einfluß spürbar. Darüber hinaus gab Wilhelm Reich der späteren Psychosomatikforschung wichtige Anregungen.

Als Rebell, Revolutionär und oft sogar als Prophet wurde er während der Studentenbewegung in den sechziger Jahren gefeiert. Er war einer der geistigen Väter der antiautoritären Bewegung. Sein Bild hing in fast jeder Wohngemeinschaft und Kommune, und seine Bücher, meist als Raubdruck erstellt, wurden dem damaligen Establishment »um die Ohren gehauen«.

Wer war dieser Mann, der Teile einer ganzen Generation mobilisierte und gleichzeitig so tiefgreifenden Einfluß auf die Wissenschaft vom Menschen nahm?

Um diese Frage zu beantworten, müssen wir bei einer anderen Berühmtheit der Psycho- und Psychiatrieszene des beginnenden zwanzigsten Jahrhunderts beginnen: Sigmund Freud, Nervenarzt und ab 1902 Professor an der Universität in Wien. Er hat wie kein anderer das psychologische Denken der Neuzeit geprägt. Er war es, der zwar in literarisch gekonnter Form, aber dennoch unverhohlen deutlich, die Moral der damaligen Gesellschaft scharf kritisierte. In immer neuen Schriften zeigte er das Potential an Unterdrückung und Beschädigung auf, das das vorherrschende Gesellschaftssystem und die damit verbundene Erziehung mit sich brachte. Er studierte Struktur und Dynamik des Unbewußten und fand in ihm den riesigen, unsichtbaren Behälter, in den die negativen Auswirkungen einer lust- und sexualfeindlichen Erziehung weggesteckt wurden, bis sie – als Neurose und psychosomatische Erkrankung – aus der Verdrängung ins Tageslicht durchbrachen.

Natürlich schuf sich der Altvater der Psychoanalyse dadurch Feinde – aber er verstand es auch geschickt, sich durch seine neuen Entdeckungen über das verborgene Wirken sexueller Triebe in beste gesellschaftliche Kreise einzubringen. Insbesondere deswegen, weil gerade dort ein hohes Maß an Wünschen nach sexuellen Freizügigkeiten gepaart war mit einem genauso großen Potential sexueller Tabus.

Freud zog aber auch Persönlichkeiten an, die vor allem seinen gesellschaftskritischen Ansatz bewunderten. Einer von ihnen war Wilhelm Reich. Beeinflußt durch eine andere »Größe«, Karl Marx, versuchte er, Sigmund Freuds rein geisteswissenschaftlich- psychologischen Ansatz durch eine naturwissenschaftlich fundierte Basis zu ergänzen.

Auch Reich wurde berühmt. Manche behaupten, so sehr, daß sich Freud von ihm trennte. Aber es waren ganz sicher keine rein persönlichen Gründe, die die beiden großen Denker entzweiten. Reich ging in seinen Anschauungen für Freuds philosophisches, geisteswissenschaftliches Denken zu weit.

Im Jahre 1930 zog Reich nach Berlin. In Folge der aufkommenden nationalsozialistischen Kräfte mußte er bereits 1933 fliehen. Er hielt sich kurz in Dänemark, London, Paris, Zürich, Wien und Prag auf – immer auf der Suche nach einem Exil. 1934 fand er endlich Aufenthalt in Oslo, mußte aber auch dort weichen und emigrierte 1939 in die USA. Er wurde von Freunden aufgenommen und verbreitete seine Vegetotherapie, die er später als Orgontherapie bezeichnete. Durch seine Experimente mit der »Orgonenergie«, auf die wir noch eingehen werden, und den Verkauf von Orgon-Akkumulatoren (großen Boxen, in denen sich seine Patienten eine Zeitlang aufhalten sollten) stieß er in der amerikanischen Öffentlichkeit auf immer größer werdenden Widerstand. 1957 wurde er deswegen zu zwei Jahren Gefängnis verurteilt und starb, acht Monate nach Haftantritt, am 3. November 1957.

Zeit seines Lebens war Reich ein Gegner autoritärer Strukturen und leistete dem Faschismus vehementen Widerstand. Er war kein Kommunist, nicht nur, weil er aus dieser Partei ausgeschlossen worden war, sondern weil er auch die unterdrückenden Strukturen kommunistischer Organisationen scharf verurteilte. Er war ein Streiter für ein besseres Leben und die große Kraft der Liebe. Vielleicht war er in seinen letzten Gedankengängen ein Romantiker, möglicherweise aber auch wirklich ein »Prophet«, der – wie er selbst sagte – erst in späteren Jahren eine umfassende wissenschaftliche Würdigung und Bestätigung erhalten wird.

Was dahinter steht – die Theorie:

Noch eindeutiger als Freud betonte Reich die Rolle der Sexualität. Lassen wir ihn selbst zu Wort kommen: »Die seelische Gesundheit hängt von der orgastischen Potenz ab, das heißt vom Ausmaß der Hingabe- und Erlebnisfähigkeit am Höhepunkt der sexuellen Erregung im natürlichen Geschlechtsakt. Ihre Grundlage bildet die unneurotische charakterliche Haltung der Liebesfähigkeit. Die seelischen Erkrankungen sind Folgen der Störung der natürlichen Liebesfähigkeit. Bei orgastischer Impotenz, unter der die überwiegende Mehrzahl der Menschen leidet, entstehen Stauungen biologischer Energie, die zu Quellen irrationaler Handlungen werden. Die Heilung der seelischen Störungen fordert in erster Linie die Herstellung der natürlichen Liebesfähigkeit.« (*Die Entdeckung des Orgons,* S.15)

Diese »Liebesfähigkeit« darf man allerdings nicht zu wörtlich nehmen. Denn damit ist nicht die bloße Fähigkeit zum sexuellen Verkehr gemeint. Die Sexual- oder »Orgonenergie« ist vielmehr genau das, was in anderen Kulturkreisen ebenfalls als entscheidende Kraft entdeckt wurde, die hinter einer ausgeglichenen körperlichen *und* geistigen Gesundheit steckt. Im japanischen Kulturkreis heißt diese Energie »Ki« (siehe Shiatsu), bei den Chinesen wird sie »Chi« genannt (siehe T'ai Chi Ch'uan), die Inder nennen sie »Prana«, Paracelsus sprach von »Numia«, Hippokrates von der »Vis naturae«, und die Russen gaben ihr in ihren Untersuchungen das Etikett »Bioplasmatische Energie«.

Alle Bezeichnungen beziehen sich auf das gleiche Phänomen – die feinstoffliche, anatomisch nicht nachweisbare, aber dennoch sehr wirkungsvolle Energie, die, wenn sie ausgewogen im Körper fließen kann, das physische und psychische Wohlbefinden des Menschen sicherstellt. Wilhelm Reich hatte festgestellt, daß der freie Fluß dieser Lebensenergie und ein freies, liebevolles Sexualleben Hand in Hand gehen.

Mit »sexueller Orgasmusfähigkeit« meinte Reich daher ein umfassendes, natürliches Ganzheitserlebnis auf körperlicher, gefühlshafter und geistiger Ebene, das in gesunden und natürlichen Gemeinschaften (Familie, Partnerschaft, Staat) die eigentliche Grundkraft sein sollte. Sollte! Denn der »normale« und vorherrschende Menschentyp hat diese Fähigkeit zur umfassenden Liebe verloren. Er ist zu nichts anderem fähig, als zu einem *eingeschränkten* Erlebnis von Sexualität und Liebe.

Wie Freud betrachtete auch Reich die Angst als die Kraft, die den Menschen veranlaßt, seine sexuelle Lebensenergie zu unterdrükken. Anders als sein großer Lehrmeister – er hat sich übrigens nie von ihm distanziert, während Freud ihn aus der Psychoanalytischen Gesellschaft ausgeschlossen hat –, forschte Reich weiter und entdeckte den Körperpanzer, eine Art materialisierte Form der Angst, der die sexuelle Energie unter Verschluß hält. Erschütternde Kindheitserlebnisse (Angst) stoppen den lebendigen Energiefluß und gestalten sich zu Blockierungen im Körper. Diese Panzerungen, – Reich nannte sie auch »Charakterpanzerung«, weil sie den ganzen Menschen formen – befinden sich vor allem im Gesicht (um die Augen, an den Kiefermuskeln), in der Schulter- und Nackenmuskulatur, als Ring um die Brust, am Bauch und im Beckenbereich. Durch diese Körperpanzerungen kann die Sexualenergie nicht frei fließen, was dem Menschen auf Dauer körperlich und seelisch schadet. Der sexuelle Energiestrom selbst ist so etwas wie eine universelle Energie, die überall vorhanden ist.

Reich verwies in diesem Zusammenhang auf den *Viertakt allen Lebens*: Danach durchläuft alle Lebensenergie die vier Schritte Spannung – Ladung – Entladung – Entspannung. Dieser Rhythmus spielt sich in der einzelligen Amöbe genauso ab wie im Menschen. Zu diesem Ergebnis gelangte Reich durch umfangreiche Forschungen im Bereich des Mikrokosmos. Auch hier kann man durchaus Parallelen zur Lehre des Taoismus und den polaren Kräften von Yin und Yang erkennen (siehe asiatische Methoden).

Reich nannte seine Therapie zunächst Vegetotherapie, weil nach seiner Meinung durch die Arbeit am Körperpanzer der Energiefluß im vegetativen System angeregt wird. Später (nach 1939) ging er dazu über, seine Therapie Orgontherapie zu nennen. Orgon war ein anderer Name für die universelle Sexualenergie (heute oft Bio-Energie) genannt. Oder genauer: das Orgon war so etwas wie der physikalische Träger der Sexualenergie. In unglaublichen Experimenten versuchte er die Existenz dieser Energie zu beweisen und wandte sie auf die Heilung inbesondere von Krebskranken an.

Zur Konzentration der Orgonenergie konstruierte er den sogenannten Orgon-Akkumulator. Das ist ein Kasten, in dem ein Mensch bequem aufrecht sitzen kann. Er besteht schichtweise aus verschiedenen organischen und anorganischen Materialien wie Holz, Schafswolle, Eisenblech, Glasfiber und Leder. Reich behauptete, daß sich im Zusammentreffen von organischen und unorganischen Stoffen besonders intensiv die in der natürlichen Umwelt vorhandenen Energien (»Orgonstrahlen«) wie in einem »Brutkasten« sammeln würden.

Was erreicht werden soll – das Ziel:

Der Mensch soll von seinem Körperpanzer und den Blocks befreit werden, damit der Orgasmusreflex wieder frei und vollständig fließen kann. Noch einmal: dieser Reflex bezieht sich keinesfalls nur auf die Entladung beim tatsächlichen Sexualverkehr, sondern ist das Gefühl freier Strömung, das nur wirklich gesunde Menschen erfahren. Dies ist wichtig, denn auch die Therapie zielt nicht auf einen Orgasmusreflex mit genitaler Beteiligung ab. Man warf Reich oft vor – in Unkenntnis seiner ganzen Theorie, aber auch aus böswilliger Unterstellung heraus – er stifte seine Klienten zum bloßen Orgasmus an.

Wie es gemacht wird – die Praxis:

Wer eine Orgontherapie macht, muß wissen, daß er sich nicht nur für eine lange Zeit (meistens über drei Jahre) für diese Therapie verpflichtet, sondern auch, daß er sich früher oder später mit dem Geist der Reichschen Gedanken vertraut machen sollte.

Die Therapie selbst sieht so aus, daß der Klient rücklings auf einer Couch oder Fußmatte liegt. Der Therapeut fordert den Klienten auf, verstärkt und durchgehend zu atmen. Dadurch lädt sich der Körper auf, und der Therapeut kann besser erkennen, wo sich die Spannungen (Panzerungen) im Körper befinden. Genau auf diese körperlichen Blocks zielt der Therapeut ab, wenn er vielleicht sagt, der Klient »solle intensiver in diesen Bereich hineinatmen«, oder »genau spüren, wie er diese bestimmte Körperstelle empfindet«. Sonst spricht der Therapeut nicht viel, er wartet, bis der Klient selbst seinen Körper und die Empfindungen analysiert. Manchmal berührt er auch eine bestimmte Körperstelle, schüttelt oder massiert sie, um die Aufmerksamkeit des Klienten dorthin zu lenken. Auch dies war eine »Revolution«. In der klassischen Psychoanalyse nach Freud gilt nämlich ein striktes Berührungsverbot, weil Freud unkontrollierte Übertragungen von Gefühlen auf den Analytiker befürchtete. Durch das bewußte Atmen und die Lenkung der Aufmerksamkeit auf bestimmte Stellen – man arbeitet sich dabei übrigens vom Kopf aus allmählich bis zum Beckenbereich vor –, lösen sich mit der Zeit körperliche Verspannungen, und die Energie kann wieder frei fließen.

Allgemein kann man sagen, daß die Reichsche Körpertherapie eine »sanfte« Therapie ist. Der Therapeut sucht einen behutsamen Weg durch die Verspannungen, die ja in aller Regel mit traumatischen Kindheitserinnerungen verbunden sind. Natürlich können dabei emotionale Erlebnisse, Rückerinnerungen auftreten. Aber im Unterschied zur Bioenergetik zum Beispiel (siehe dort), treibt der Therapeut nicht an (das Insiderwort heißt »pushen«). Er überläßt auch dem Klienten – was Deutung und Interpretation betrifft – die Schlußfolgerungen.

Die »Behandlung« im Orgon-Kasten gehört zu einer klassischen Reichschen Therapie, wird aber in der Regel nicht bei dem Therapeuten selbst durchgeführt. Es wird erwartet, daß man sich einen Organ-Akkumulator selbst baut oder einen kauft und das Verfahren zu Hause durchführt.

Wann und für wen es geeignet ist:
Eine Reichsche Therapie erfordert einen gewissen Aufwand an Zeit und Geld, der sich nur für Menschen lohnt, die an einer wirklich umfassenden Heilung oder Selbsterfahrung interessiert sind und

darüber hinaus von der Person Wilhelm Reichs, seiner Philosophie und der bedeutenden Rolle, die die Sexualenergie in dieser Therapie einnimmt, angezogen werden.

Wie lange es dauert:
Eine körpertherapeutische Behandlung nach Reich dauert in der Regel fünfzig Minuten und wird einmal wöchentlich durchgeführt, unter Umständen auch öfter. Dauer der Gesamttherapie: zwei bis vier Jahre.

Was es kostet:
Für die folgenden Angaben über Kosten einer Reichschen Therapie ist anzumerken, daß eine präzise Auskunft kaum möglich ist. Es scheinen sich auch verschiedenen Reichsche Nachfolgegruppen gegenseitig abzugrenzen. Im Schnitt kann man mit ungefähr 100.- DM rechnen.

Literatur:
Reich, Wilhelm: *Charakter-Analyse.* Köln: Kiepenheuer u. Witsch 1970.
Reich, Wilhelm: *Die Funktion des Orgasmus. Die Entdeckung des Orgons.* Köln: Kiepenheuer u. Witsch 1987.
Boadella, David: *Wilhelm Reich.* Leben und Werk des Mannes, der in der Sexualität das Problem der modernen Gesellschaft erkannte und der Psychologie neue Wege wies. Frankfurt a.M.: Fischer Tb. 1985[2].
Laska, Bernd A.: *Wilhelm Reich.* Reinbek: Rowohlt Tb. 1981.
Zeitschrift: »Emotion«. Redaktionsadresse ist »Emotion«, Mommsenstr. 52, 1000 Berlin 12. (Enthält Berichte über den neuesten Stand der »Orgonforschung«.)

Eine Bemerkung zu Neo-Reichschen Körpertherapien:
In Europa gibt es kaum echte Orgontherpeuten (siehe Anhang, S. 169), aus dem einfachen Grund, daß nur Ärzte die Ausbildung machen können, und sie zum allergrößten Teil in den USA absolviert werden muß, was bedeutet, daß man einige Jahre dort verbrin-

gen muß. Das Ausbildungszentrum in Princeton ist auch nicht daran interessiert, am Status seiner Bestimmungen etwas zu verändern; denn nur so könne die Qualität der Reichschen Therapie garantiert werden.

Bei diesem Mangel an wirklich qualifizierten Reichschen Therapeuten darf es nicht wundern, wenn dafür eine ganze Menge sogenannter »Neureichianer« von sich reden machen. Allen gemeinsam: Man bezieht sich theoretisch und praktisch auf Reich – und hat ihn »ausgebaut«: viele verbinden Reich und Gestalt (siehe Worterklärungen) oder Reich und Bioenergetik (siehe dort). Aber es gibt praktisch und theoretisch alle Verbindungen von Reich und anderen Körperverfahren. Der Titel »Neo-Reichsche Therapie« ist nicht geschützt – im Unterschied zur originalen Therapie. »Neoreichianer gibt es wie Sand am Meer«, sagte ein Kenner der Szene. Wer hier also einsteigen möchte ist darauf angewiesen, eigene Erfahrungen zu machen, oder an solche von Freunden und Bekannten anzuknüpfen.

BIOENERGETIK
Therapie der Seele durch Arbeit mit dem Körper

Kurzinformation:
Bioenergetik ist eine Therapie und abenteuerliche Selbstentdeckung durch den Körper. Sie ist für Menschen gedacht, die mit ihrem Körper experimentieren möchten, um die ungeheure Lust zu entdecken, die in ihm steckt. Sie verspricht eine Vitalisierung und Energetisierung von Leib und Seele.

Zur Geschichte:
Alexander Lowen, geboren 1910 in New York, war zunächst als Rechtsanwalt tätig. In den dreißiger Jahren gewann er als Sportlehrer in Feriencamps Interesse an der Wirkung körperlicher Betätigung. Er stellte fest, – was wohl jeder weiß, aber auch allzu leicht wieder vergißt – daß sich seine Feriengäste nach einem langen Lauf

oder einigen Gymnastikübungen, nicht nur körperlich fit fühlten, sondern auch über eine größere geistige Beweglichkeit verfügten. So weit, so gut: »Mens sana in corpore sano – ein gesunder Geist lebt in einem gesunden Körper!«

Lowen aber ließ es nicht bei dieser uralten Feststellung bewenden. Er wollte es genau wissen, interessierte sich für Rhythmiklehre und Körperentspannung (siehe Worterklärungen), und stieß schließlich im Jahre 1940 auf Wilhelm Reich. Von diesem Mann war er so fasziniert, daß er über viele Jahre sein Schüler wurde. 1947 studierte er in Genf Medizin. Nach seiner Rückkehr in die USA nabelte sich Lowen von seinem geistigen Vater Wilhelm Reich ab und ging eigene Wege. Zusammen mit John C. Pierrakos und William B. Walling gründete er 1956 das »Institute for Bioenergetic Analysis« und begann damit, seine bioenergetischen Übungen zu entwickeln.

Bald suchten ihn nicht nur Klienten auf, die sich von der Bioenergetik eine Hilfe für ihre Probleme versprachen, sondern auch Ärzte und Psychologen, die an der neuen Körpertechnik interessiert waren. Lowen veranstaltete überall in den USA Trainingsgruppen. Im Alter von fast 70 Jahren kam er 1978 zum ersten Mal nach Deutschland und veranstaltete in der Nähe von München einen Workshop in Bioenergetik. Von eher kleiner Körperstatur demonstrierte er – mit Anzug und Krawatte, tadellos gekleidet, umringt von halbnackten Studenten, die schwitzend seine bioenergetischen Übungen absolvierten –, daß man einen menschlichen Körper lesen kann wie ein aufgeschlagenes Buch.

Zum Namen:

Das Wort Bioenergetik soll auf die grundsätzliche Bedeutung energetischer Prozesse bei der Entstehung und Heilung seelischer Störungen hinweisen. »Bio« kommt aus dem Griechischen und bedeutet »Leben«. Bioenergetik heißt also so viel wie Lehre von der Lebensenergie. Heute gehört zumindest das Wort Bioenergie zum festen Sprachgebrauch. Überhaupt ist Lowens Einfluß überall in der körperorientierten Szene zu entdecken: in Volkshochschulkursen werden – oft ohne Verweis auf den Urheber – bioenergetische

Übungen praktiziert, und seine »Grounding«-Übung, die weiter unten beschrieben wird, gehört zum festen Programm von Tanz- und Gymnastikschulen.

Was dahinter steht – die Theorie:

Die Bioenergetik beruht auf der einfachen Annahme, daß jeder Mensch sein Körper ist und daß sich seine Lebensgeschichte in seiner Körperhaltung verrät. Ein Bioenergetiker »liest« den Körper wie ein anderer Mensch eine Lebensbiographie. Ja, er behauptet sogar, daß er seinen Beobachtungen sicherer vertrauen kann; denn Worte können täuschen – ein Körper nicht! Lowen verweist in diesem Zusammenhang auf die Jahresringe eines Baumes, die einem Förster oder Biologen nicht nur das Alter des Holzes verraten, sondern auch, welche Jahre trocken waren und wann es reichlich geregnet hat. Entsprechend erkennt ein geschulter Bioenergetiker aus der menschlichen Haltung die Lebensgeschichte: Ein Mensch mit aufrechtem Gang und einer souveränen Haltung unterscheidet sich auf den ersten Blick von einem, der den Rücken gebeugt hält, die Schultern hängen läßt und den Kopf ständig nach vorne neigt – als trage er eine seelische Last auf seinen Schultern.

Man kann »sehen«, ob ein Mensch sich glücklich fühlt oder welche Probleme ihn beschäftigen – nur indem man auf den Körper schaut. Ein Mann mit blockierten Schulterpartien – dicken Muskeln am Rücken- und Halsansatz – hat Schwierigkeiten, seine Gefühle zu spüren und auszudrücken. Eine Frau mit leblos wirkender Bauchpartie und aneinander gepreßten Oberschenkeln ist unzufrieden mit ihrer Sexualität.

»Körperlesen« (bodyreading) nennt man das Deuten körperlicher Haltungen. Auch Wilhelm Reich machte davon Gebrauch. Aber Lowen hat die Körperdeutung ausgebaut und differenziert. Heute nimmt jeder Körpertherapeut zunächst »Maß«, bevor er mit seiner Arbeit beginnt.

Wie Wilhelm Reich sieht auch Lowen in der körperlichen Blockierung, im Körperpanzer, die Ursache für seelische Störung und Neurose. Was gestaut wird, ist die Körper- oder Bioenergie. Sie durchströmt den Körper wie ein weit verzweigter Fluß, nährt ihn, hält ihn in Bewegung, weckt Gefühle und erregt seinen Geist. Wird dieser Strom gestaut, vertrocknet das Land, der Körper wird schlaff, die Gefühle versiegen, die geistige Beweglichkeit erlahmt. Eine Depression ist das beste Beispiel: Der Mensch fühlt sich müde, seine Gefühlslage ist gedämpft, körperliche Bewegungen sind verlangsamt, und im Extremfall wird er bewegungslos und starr.

Wie Wilhelm Reich und die allermeisten anderen Körpertherapeuten sieht auch Lowen in der frühen Kindheit die Ursache für einen energetischen Abbau. Hier einige Beispiele aus Lowens Praxis:

• Wenn das Kind abgelehnt und zurückgewiesen wurde, unterdrückt es seine natürlichen Körperimpulse nach Zärtlichkeit und Liebe. Es blockiert seine Energie in tiefen, existentiellen Schichten und leidet später unter Einsamkeit und Depression.

• Wenn ein Elternteil das Kind »benutzt«, um in der Ehe bestehen zu können, unterdrückt es seine eigenen Bedürfnisse nach Nähe, was im Erwachsenenalter zu Partner- und Bindungsproblemen führt.

Die gestörten Einstellungen zu sich selbst und anderen Menschen haben eine körperliche Entsprechung. Man sagt ja auch, daß jemand in einer ängstigenden Situation »gespannt ist«, »sich zusammenreißt«, »die Zähne zusammenbeißt«, »die Luft anhält«, »unter einem gebrochenen Herzen leidet« – und deutet damit schon im Sprachgebrauch einen Zusammenhang zwischen Körper- und geistig-psychischen Prozessen an. Im Unterschied zu spontanen und vorübergehenden Reaktionen wird bei sich ständig wiederholenden oder sehr traumatischen Ereignissen die körperlich-geistige Verspannung nicht mehr aufgehoben; sie wird zur zweiten Natur – der Fluß der Bioenergie wird dauerhaft gebremst und blockiert.

Der Körper »unterstützt« sozusagen ein Kind, das sich nicht natürlich entfalten kann, indem er ihm hilft, Impulse, die nicht erwünscht und erfüllbar sind, gar nicht erst aufkommen zu lassen. Er dämpft die Energie. Diese Hilfe des Leibes kostet den Menschen allerdings genauso viel an Vitalität und Lebensfreude: Wer mit einem verschlossenen Herzen lebt, könnte ebensogut im Laderaum eines

Schiffes auf Kreuzfahrt gehen. Er ahnt und begreift nichts von der Bedeutung, dem Abenteuer, der Erregung und Herrlichkeit des Lebens.

Was erreicht werden soll – das Ziel:
Ziel der Bioenergetik ist es, den Energiepegel wieder zu heben. Eine hohe, das heißt natürliche Energie zeigt sich in strahlenden Augen und geröteter Haut. Die Stimme klingt voll und sonor. Die Bewegungen und Gesten wirken lebhaft und sind geschmeidig. Vor allem fließt der Atem voll durch Brust und Bauch und erreicht und öffnet das Herz. Der Mensch steht in einer emotionalen Beziehung zu sich und seiner Umwelt und findet Glück und tiefe Befriedigung in allen Dingen, die er tut. Lowen betont, im Unterschied zu Reich, nicht so sehr die Orgasmusfähigkeit als herausragendes Kriterium eines gesunden Menschen, sondern seine Erlebnisfähigkeit. Natürlich spielt dabei eine erfüllte Sexualität eine wichtige Rolle.

Wie es gemacht wird – die Praxis:
Gleichgültig, ob man Bioenergetik in Form einer Einzel- oder Gruppentherapie macht, oder sie an einem Wochenend-Workshop einmal testen will, die Bioenergetik fordert körperlichen Einsatz! Lowen hat sich Übungen ausgedacht, die den Körper strapazieren (deshalb am besten leichte und bequeme Kleidung tragen). Er hatte nämlich, als er mit Versuchen am eigenen Leib begann, entdeckt, daß man eine Muskelblockade auch dadurch auflösen kann, daß man sie *verstärkt*. Diese fast geniale Methode sieht in der Praxis so aus: Preßt jemand die Kieferknochen zusammen, weil er es von Kind auf so gewohnt ist (vielleicht weil er damit lautes Schreien nach der Mutter unterbinden will), dann fordert ihn der Bioenergetiker dazu auf, den Kiefer noch viel stärker zu verkrampfen und die Zähne noch intensiver aufeinander zu beißen.
Einem Menschen, der nur ganz flach in der Brust atmet, weil er so seine Energie dauerhaft auf kleinster Flamme hält, kann der Bioenergetiker mit beiden Händen auf die Brust drücken um so den Atemvorgang noch mehr zu erschweren. Dahinter steht die Absicht,

die blockierte Energie zum Ausbrechen zu *zwingen*. Vergleichbar wäre es damit, einen mit Luft gefüllten Ball so lange zu drücken, bis er platzt und die Luft (Energie) entweichen kann.

Es gibt auch Übungen, man nennt sie oft *Streßpositionen*, die den Leib an den wichtigsten Stellen unter Druck setzen und so die Blokkade aufbrechen. Die bekannteste davon, die »Grounding«- Übung, sei hier beschrieben. Grounding kommt aus dem Amerikanischen und heißt: »sich gründen«, »Bodenkontakt herstellen«.

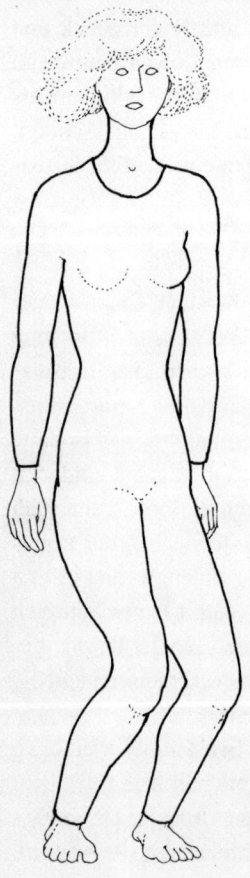

Abb. 1: Die Grounding-Übung

Man nimmt eine aufrechte Haltung ein. Die Füße stehen ungefähr zwanzig Zentimeter auseinander, die Zehen sind leicht einwärts gedreht. Jetzt verlagert man das Gewicht im Becken nach vorne und in den Schultern nach hinten. Auch der Po drückt nach vorne. Die Knie werden leicht gebeugt. Die Brust ist nach vorne gewölbt, der Kopf blickt geradeaus, die Augen sind geöffnet, sie schauen nicht auf einen bestimmten Punkt. Die Hände werden zu Fäusten geballt und drücken von hinten gegen den Rücken, ungefähr dort, wo das Becken aufhört. Der ganze Körper vollzieht jetzt einen nach vorne gewölbten Bogen, wobei die Schultern genau senkrecht über dem Fußzentrum stehen. Brust, Becken und Knie sind nach vorne, Füße, Schultern und Kopf nach hinten gebeugt. Versucht man, in dieser Streßposition nur fünf Minuten lang zu stehen, wird man – wenn man die Übung vorschriftsmäßig macht – schnell Druck oder Schmerzen im ganzen Körper, insbesondere in den Waden und in der Kreuzbeingegend, spüren. Genau darauf legt es diese Übung an. Sie setzt die Blockierungen unter Druck, um die Energie zum Fließen zu bringen.

Führt man die Grounding-Übung etwas länger durch, entdeckt man ein leichtes Vibrieren der Beine, das bald auf den ganzen Körper übergreift. Es ist der Beginn einer natürlich fließenden Energie. Der Bioenergetiker betrachtet dies als ein gutes Zeichen. Es verrät den freien Strom lebendiger Energie.

Wenn man diese Übung in einer bioenergetischen Therapiesitzung durchführt, können auch schnell alte Erinnerungen, die mit der Blockade in Zusammenhang stehen, hochgespült werden. In einer Bioenergetik-Sitzung, insbesondere in einer Gruppe, kann es daher hoch hergehen. Hinter zusammengekniffenen Augenbrauen und harten Kieferknochen verbirgt sich ja eine über Jahrzehnte unterdrückte Wut, die in der Sitzung endlich zu Tage treten darf. Bioenergetik ist eine Therapieform, die den Patienten nicht kalt läßt. Sie reißt ihn mit, spült schmerzhafte Erinnerungen hoch, und setzt einen neuen Anfang.

Es ist faszinierend, was eine »einfache« Übung wie das »Grounding« an alten Gefühlen hochbringt. Man ist plötzlich wieder das kleine, vierjährige Mädchen, das nach »Papa« oder »Mama« ruft, die »sich nie Zeit für ihre Tochter nahmen«. Wiedererleben – so die Bioenergetik – heilt. Es öffnet eine Tür zu unerledigten Gefühlen, die manchmal jahrzehntelang die Psyche belasteten.

Natürlich muß man in der Bioenergetik seinen Körper nicht nur in schmerzhafte Haltungen zwängen und schreien. Es kann auch ganz sanft zugehen – aber eben erst, wenn der alte Seelenmüll bereinigt ist. Man könnte sich fragen, warum ein Mensch den vollständigen Energiefluß nicht selbst wieder finden kann, indem er intensiv atmet und die Übungen von Lowen allein durchführt?

Die Antwort darauf ist einfach: Wer seine Energie durch Körperblocks einmal unterdrückt hat, empfindet Angst, sobald er über das erlaubte Energiemaß hinaussteigt. Die Körperpanzer sind ja selbst so etwas wie gebundene Angst – Angst vor der Bestrafung durch die Eltern. Man braucht daher einen Führer, einen Therapeuten, der den Weg durch die Angst kennt und einen sicher begleiten kann.

Aber, wenn man einmal die Technik der Bioenergetik kennt, ist man durchaus in der Lage, die Übungen allein zu Hause fortzusetzen. Ja, Lowen sagt selbst, daß es für manchen Menschen nach einer längeren Einzel- oder Gruppentherapie keinen Sinn mehr macht, regelmäßig zum Therapeuten zu laufen. Auch gegen einen »Rückfalleffekt« – das heißt, daß der Streß der sozialen Wirklichkeit so stark ist, daß auch hochenergetisierte Menschen gefühlsmäßig abflachen – hilft ein tägliches Üben nach der bioenergetischen Methode.

Wann und für wen es geeignet ist:
Bioenergetik als Therapie ist sicher vor allem für Menschen mit starken körperlichen Blockaden und damit einhergehenden seelischen Problemen geeignet. Im Unterschied zur Reichschen Orgontherapie verlangt sie wegen der Übungen mehr eigenen Einsatz und ist von daher für Menschen geeignet, die nicht ohne Anstrengung oder einen bestimmten Druck »an ihre Gefühle herankommen«. Gleichzeitig muß man allerdings auch offen sein für diese Methode, in der sich intensive und lange unterdrückte Gefühle austoben. Eine Selbsterfahrung an einem Wochenende in Bioenergetik ist daher

jedem zu empfehlen, der an einer längeren bioenergetischen Arbeit interessiert ist. Natürlich ist so ein Wochenende auch eine tolle Erfahrung mit dem eigenen Körper, es ist wie eine Expedition in unbekannte Bereiche des eigenen Ich.

Wie lange es dauert:

Über die Dauer einer bioenergetische Therapie gibt es keine genauen Angaben. Lowen selbst meint, daß die Länge auch davon bestimmt wird, wieviel Geld, Zeit und Engagement ein Klient einzusetzen in der Lage ist. Man sollte aber mit ein bis zwei Jahren rechnen.

Eine Einzelsitzung dauert ein bis zwei Stunden. Eine Gruppensitzung zwei bis drei Stunden. Ein Workshop erstreckt sich über zwei Tage und mehr.

Was es kostet:

Für eine Einzeltherapie muß man 80.- bis 120.- DM pro Stunde veranschlagen. Eine Sitzung in einer Gruppe kostet weniger, zwischen 20.- und 60.- DM. Ein Wochenend-Workshop kostet 200.- bis 300.- DM.

Literatur:

Lowen, Alexander: *Bio-Energetik*. Therapie der Seele durch Arbeit mit dem Körper. Reinbek: Rowohlt Tb. Neuausg. 1988.

Lowen, Alexander und Leslie: *Bioenergetik für Jeden*. Das vollständige Übungshandbuch. München: P. Kirchheim 1988[10].

Lowen, Alexander: *Körperausdruck und Persönlichkeit*. Grundlagen und Praxis der Bioenergetik. München: Kösel 1988[3].

BIODYNAMISCHE PSYCHOTHERAPIE
Therapie mit und ohne Stethoskop

Kurzinformation:

Die Biodynamische Psychotherapie von Gerda Boyesen ist eine sanfte Körpertherapie. Man nennt sie in »Insider-Kreisen« gern die »Yin-Methode«, um sie von den »Yang-Verfahren« (Rolfing, Posturale Integration, Rebalancing – siehe dort) abzugrenzen. Die Worte »Yin und Yang« kommen aus dem asiatischen Raum und bedeuten rezeptiv, weiblich, weich (Yin) und aktiv, männlich, hart (Yang).

Zur Geschichte:

Gerda Boyesen, Norwegerin, wurde 1922 in einer wohlhabenden Familie geboren. Da sie sich als Hausfrau und Mutter von drei Kindern nicht ausgefüllt fühlte, studierte sie Psychologie und entdeckte dabei ein sehr starkes Interesse für den menschlichen Körper. So lernte sie Physiotherapie, machte eine Ausbildung in Vegetotherapie bei Ola Raknes, einem engen Mitarbeiter Reichs, und in Massage und erhielt dabei die entscheidenden Impulse für die von ihr entwickelte »Biodynamische Psychotherapie«. 1970 zog sie nach London um und gründete dort ein Ausbildungsinstitut, das Gerda Boyesen Institute. Sie lehrt und praktiziert in allen westeuropäischen Ländern.

Als ihre Lehrer gibt Gerda Boyesen Freud, Raknes, Adel Bülow-Hansen (Massage) und Reich an, wobei sie die Werke Reichs erst sehr spät genauer kennenlernte. Auch einige Übungen der Bioenergetik (siehe dort) finden wir bei ihr in einer abgewandelten und sanfteren Form wieder.

Zum Namen:

Der Name Biodynamische Psychotherapie oder Biodynamische Psychologie soll ausdrücken, daß es sich bei der Entstehung und Therapie von menschlichen Problemen um bestimmbare organische Bewegungen und Prozesse handelt. »Bio« bedeutet »Leben, Organismus«. »Dynamik« ist die Lehre von den bewegten und bewegenden Kräften.

Was dahinter steht – die Theorie:

Es wurden bereits einige Theorien erwähnt, wie Neurosen – oder in abgeschwächter Form: »psychische Probleme« – entstehen können. Wilhelm Reich und Alexander Lowen sehen Parallelen zwischen körperlichen Panzerungen und psychischen Störungen, Ida Rolf verweist in diesem Zusammenhang auf die Schwerelinie und verhärtetes Bindegewebe (siehe Rolfing). Gerda Boyesen nun erweitert diese Theorien um einen entscheidenden Beitrag. Sie beschäftigte sich mit noch tieferen Prozessen des vegetativen Systems und entdeckte die Rolle der viszeralen Panzerung bei der Entstehung psychischer Störungen (d.h. daß die glatte Muskulatur der inneren Organe und Eingeweide, ebenso wie die willkürliche Muskulatur des Bewegungsapparats – worauf Reich sein Konzept der »Charakterpanzerung« gründete – gepanzert sein kann) und die Bedeutung der Peristaltik für deren Behandlung. Diese Entdeckung ist so interessant und originell, daß es wert ist zu berichten, wie Gerda Boyesen darauf gekommen ist.

Lange arbeitete sie in Praxisräumen von Hospitälern, die an verkehrsreichen Punkten der Stadt lagen. Dabei stellte sie fest, daß sie in ihrer Arbeit während der Hauptverkehrszeit regelmäßig weniger erfolgreich war, als in verkehrsstillen Zeiten. Sie zog den verblüffenden Schluß, daß der Motorenlärm ihre akustische Sensibilität stören müßte. Mit anderen Worten, daß sie etwas nicht hörte, was sie sonst, in verkehrsruhigen Stunden, sehr wohl aufnahm, und was ihr eine Rückmeldung über eine positive Arbeit am Körper gab. Sie verstärkte ihre Aufmerksamkeit und stellte tatsächlich fest, daß vom Körper – und zwar ganz genau vom Darm – immer dann stärkere Geräusche ausgingen, wenn sie die Verspannung richtig behandelte. Daraus schloß sie, daß psychischer Streß über den Körper gebunden und über eine lebendige Darmtätigkeit – der Fachausdruck heißt »Peristaltik« – wieder vollständig abgebaut wird. Das geschieht so aber nur bei einem gesunden Menschen und in einer natürlichen Situation. Wird der psychische Streß zum Trauma oder

Dauerthema, versagt dieser »Darmmotor«. Es bleibt eine permanente Restspannung, die sich bis zur Neurose oder gar zur Psychose aufbauen kann.

Natürlich ist Boyesens Entdeckung nicht völlig neu: Jede Mutter kennt die Bedeutung einer lebendigen Darmtätigkeit bei einem Kleinkind und wartet nach dem Füttern gespannt auf das »Bäuerchen« und das anschließende, glucksende Geräusch im vollen Bauch. Bleibt es aus, klopft sie leicht auf den Rücken ihres Lieblings und streicht ihm über den Bauch.

Man kann übrigens die Wirkung der Peristaltik gut an sich selbst beobachten, wenn man sich entspannt hinlegt und auf die eigenen »Bauch- und Darmgeräusche« lauscht. Sobald eine tiefere körperliche Entspannung einsetzt, verstärkt sich die natürliche Peristaltik ebenfalls. Legt man die Hände auf den Unterleib, so kann man die feinen Bewegungen auch spüren.

Ein weiterer genialer Griff war die Einführung des Stethoskops, des Hörrohres, das jeder praktische Arzt bei sich trägt. Wie allgemein bekannt ist, verstärkt es die Herzgeräusche. Legt man bei einer Körpermassage die empfindliche Membrane dieses einfachen Instrumentes auf den Bauch des Klienten, kann man während der Arbeit die Darmgeräusche deutlich und genau verfolgen. Diese Geräusche sind sehr unterschiedlich: sie können wie ein fernes Rauschen oder das Fallen von Tropfen klingen. Teilweise tönen sie voll, teilweise sehr leise und manchmal »wie eine quietschende Tür«. Verursacht werden sie durch die Bewegung von Flüssigkeit im Darm, die wiederum mit Spannungsabbau einhergeht. Der biodynamische Therapeut versteht diese Darmtöne als Ausdruck verminderter oder gesteigerter körperlicher Entspannung und läßt sich bei seiner Arbeit direkt von ihnen leiten.

Wie es gemacht wird – die Praxis:
Der biodynamische Therapeut setzt, wie die meisten anderen Körpertherapeuten, dort an, wo die ganze Verhärtung des Körpers und damit der Seele begonnen hat – am Muskel, am Bindegewebe, an der Knochenhaut. Noch genauer unterscheidet er zwischen verschiedenen Ebenen der Massagearbeit: auf der äußersten Ebene

wird die Körperhaut durch kreisendes Massieren bewegt; etwas tiefer geht eine Massage, die die Muskelhäute (Muskelfaszien) stimuliert; bei einer noch tieferen Massage geht es direkt in den Muskel und die tiefste Berührung erreicht sogar an manchen Stellen die Knochenhaut. Wie tief eine Behandlung geht, hängt vom Typus des Klienten und seiner Symptomatik ab. Bei sehr unempfindsamen Klienten – Gerda Boyesen nennt deren Körper gern einen »Stein« – muß man entsprechend intensiver arbeiten. Man spricht in diesem Zusammenhang auch von einer »abbauenden Massage« – wenn die Darmtätigkeit natürlicherweise schon stark ist – und einer »provozierenden Arbeit«, wenn das Gegenteil – kaum oder keine Peristaltik – vorliegt.

In aller Regel liegt man während einer Sitzung auf einem Massagetisch, während der Therapeut nach Verspannungen des Körpers, vor allem der Muskeln forscht. Grobe Verhärtungen kann er sofort sehen, die subtileren erspürt er mit seinen Fingern. Dann beginnt er mit seiner Körperarbeit: Er kann eine bestimmte Körperzone mit kreisenden Bewegungen massieren, mit leichten Strichen berühren, oder einfach die flache Hand auf einem verspannten Muskel ruhen lassen, um durch Energieaustausch Einfluß zu nehmen. Manchmal hilft vielleicht auch eine sanfte Übung, einen gerade ablaufenden Prozeß zu beschleunigen. Dabei horcht der Therapeut über sein Stethoskop auf die Geräusche der Peristaltik und richtet seine Arbeit nach diesem präzisen Feedback. Eine weitere Rückmeldung ist eine Vertiefung des Atemflusses.

Die Massage soll zwar tief, intensiv, aber niemals heftig oder hart sein. Boyesen hält nichts davon, den Panzer, der sich irgendwann zum Schutz gegen Gefahr um den Körper legte, jetzt durch Gegendruck aufzubrechen. Neben dem Einsatz des Stethoskops liegt hier vielleicht ein weiterer persönlicher Beitrag Gerda Boyesens zur Körpertherapie. Sie ist eine Frau, die auf »sanftes Arbeiten« setzt: »Ich hatte … die Kunst der leichten Berührung gelernt, die wesentlich wirkungsvoller ist als der Druck auf den Muskel. Was tut ein Muskel, wenn ein anderer auf ihn drückt? Er verhärtet sich. Der Therapeut sollte auf keinen Fall versuchen, den Widerstand zu bezwingen, zu ›vergewaltigen‹. Er sollte eher darauf hinarbeiten, ihn zu ›verführen‹; auf jeden Fall aber sollte er ihn respektieren, denn er wurde zu jener Zeit aufgebaut, als er gebraucht wurde und seinen Zweck erfüllte.« (*Über den Körper die Seele heilen*, S. 105). Mit »Verführung des Widerstandes« – ein Begriff, der heute auch in anderen Methoden verwendet wird – meint sie, daß man einen Menschen so tief entspannen kann, oder ihm in der Sitzung ein so starkes Gefühl von Sicherheit vermitteln kann, daß Abwehr und Widerstand sich von selbst erübrigen.

Manchmal erlebt der Klient auch die ursprüngliche dramatische Szene wieder, in der die körperlichen Verspannungen entstanden sind. Er erinnert sich an die Situation als Kind, bei der er – vielleicht bei etwas »Verbotenem« oder »Bösem« – überrascht und bestraft wurde. Während einige Körpertherapien gerade auf dieses Wiedererleben und Ausagieren der ursprünglichen Konfliktsituation großen Wert legen und eine erfolgreiche Sitzung an der Intensität der wiedererlebten Gefühle messen, steht bei Gerda Boyesen der energetisch-vegetative Abbau von Spannungen im Vordergrund. Der Therapeut orientiert sich an feineren Zeichen. Er lernt, die Anzeichen eines beginnenden Energieflusses zu erkennen: ein Zittern eines Körperteiles, eine aufsteigende Rötung, tieferes Atmen und vor allem die Darmgeräusche sind für Gerda Boyesens Schule so wichtig wie ein lautstarker, emotionaler Ausbruch.

Die Massagearbeit ist für die biodynamische Psychotherapie zwar sehr wichtig, der Therapeut arbeitet jedoch auch ohne Stethoskop und bespricht mit seinem Klienten dessen Erfahrungen, führt, unterstützt und ermuntert ihn, bestimmten Empfindungen in seinem Körper nachzuspüren.

Was erreicht werden soll – das Ziel:

»Über den Körper die Seele heilen!« Der Titel von Gerda Boyesens Buch drückt klar das Ziel der biodynamischen Psychotherapie aus. Werden Verspannungen im Darmkanal abgebaut und findet der Körper seine ursprüngliche Elastizität zurück, so vermag die Energie wieder zu fließen. Dieser wiedergewonnene Energiestrom wird als ein euphorisches Glücksgefühl beschrieben. »Der Stau, die

Blockade schmilzt, der Fluß findet den Ozean.« Es handelt sich dabei nicht nur um poetische Metaphern. Gerda Boyesen ist davon überzeugt, daß sie den Energiestrom auch sehen und sogar messen kann und nennt ihn die »Aura«. Sie verläßt hier den naturwissenschaftlichen Boden, wenn sie von einem kosmischen Strom spricht, an dem wir alle teilhaben, und der durch die Körperblockaden unterbrochen und mit Hilfe der biodynamischen Psychotherapie wiederhergestellt werden kann. Hier wird Gerda Boyesen Philosophin. Aber vergessen wir nicht, auch die asiatischen Körpermethoden entstammen einer eindeutig spirituellen Tradition.

Wann und für wen es geeignet ist:
Die biodynamischen Psychotherapie empfiehlt sich für Menschen, die unter »Verspannungen an Leib und Seele« leiden. Da emotionales Ausagieren nicht forciert wird und Widerstände »geschmolzen« und nicht »gebrochen« werden, wird diese Methode solche Menschen ansprechen, denen ein »sanfter« Weg lieber ist.
Wer übrigens bisher nur »Yang-Methoden« kennt (Bioenergetik, Posturale Integration, Rolfing, Rebalancing – siehe dort), wird zunächst enttäuscht sein über die geringe Augenblickssensation einer Boyesenschen Behandlung, aber – wie gesagt – nur zunächst. Die tiefe Wirkung setzt später ein.

Wie lange es dauert:
Die Dauer einer Einzelbehandlung beträgt ein bis eineinhalb Stunden. Wie lange eine ganze Therapie dauert, hängt von der Symptomatik des Klienten ab.

Was es kostet:
Für eine Sitzung muß man 80.- bis 120.- DM rechnen.

Literatur:
Boyesen, Gerda: *Über den Körper die Seele heilen*. Biodynamische Psychologie und Psychotherapie. Eine Einführung. München: Kösel 1988[3].
Boyesen, Gerda und Mona L.: *Biodynamik des Lebens*. Die Gerda

Boyesen Methode – Grundlage der biodynamischen Psychologie.
Essen: S. Gerken 1987.

Zundel, Edith und Rolf: *Leitfiguren der Psychotherapie*. Leben und
Werk. München: Kösel 1988[2].

HAKOMI
Ein Weg zur inneren Achtsamkeit

Kurzinformation:

Die Hakomi-Psychotherapie beschreibt man am besten als einen
Bewußtseinsprozeß. Der Klient lernt unter Anleitung des Therapeuten, sich selbst zu beobachten – ohne sich zu beurteilen. Er erhält
dadurch Einsicht in seine selbstverständlichen Gewohnheiten, versteht deren Absicht und Sinn, gewinnt dadurch eine Übersicht und
damit die Möglichkeit zur Veränderung. Hakomi ist eine behutsa-
me und sanfte Methode.

Zum Namen:

»Hakomi« ist ein Wort aus der Hopi-Indianersprache. Es bedeutet
eine Frage, nämlich: »Wer bist du?« In diesem Sinne erforscht die
Hakomi-Methode tiefe Einstellungen, Werte, unbewußte Überzeu-
gungen zu allen Bereichen des inneren und äußeren Lebens. Dabei
geht sie davon aus, daß sich die Werte ganzheitlich, das heißt körperlich und geistig manifestieren. In Anerkennung dieser Verbindung setzt dieses Verfahren am Körper an.

Zur Geschichte:

Entwickelt wurde die Hakomi-Psychotherapie von Ron Kurtz,
geboren 1934 in Brooklyn, New York. Nach seiner Ausbildung als
Informatiker und anschließend als Psychologe hat er an amerikanischen Universitäten gelehrt und als Körpertherapeut gearbeitet. Er
versteht sich als Avantgardist, als Vertreter einer neuen Zeit. Zu ihr
gehören Persönlichkeiten wie Gregory Bateson und Fritjof Capra,

der als radikaler (Um-)Denker mit seinen Büchern auch in Europa bekannt wurde. Ron Kurtz fügt die Gedanken und Theorien seiner geistigen Freunde zu seiner Psychotherapie zusammen und nennt sie Hakomi. Sie zeigt eindeutige Spuren der Bioenergetik, Gestalt und der Feldenkrais-Methode (siehe dort oder Worterklärungen).

Was dahinter steht – die Theorie:
Der Hakomi-Therapeut versucht, eine Instanz im Menschen zu stärken, die er den »Beobachter« nennt. Er schlummert in jedem Menschen, aber er muß erst geweckt werden, wozu man Zeit braucht. Dieser Beobachter ist eine neutrale Instanz, die am ganzen Sein teilhat, ohne sich selbst zu engagieren. Wie ein Spiegel zeichnet er ein vollständiges Bild. Er ist im Menschen und gleichzeitig außerhalb von ihm. Dieser Beobachter ist ohne Präferenz, ist bereitwillig, offen und ehrlich, er will nicht anders sein, als er ist. Er beobachtet nur, was vor sich geht. Es ist seine Aufgabe, Notiz von den Erfahrungen zu nehmen.

Die Instanz des Beobachters hat eine lange Tradition. Viele Suchende der Jahrtausende haben von ihrem Meister und »Guru« oft nur diese einzige Aufgabe erhalten: »Stärke deinen Beobachter!« Oder: »Dein innerer Zeuge bringt dich auf den Weg der Erleuchtung!«

Alle Gewohnheiten eines Menschen zusammengenommen bilden nach Ron Kurtz den individuellen Charakter. Er ist eine Antwort auf alle Anlagen und auf innere und äußere Bedingungen der Persönlichkeitsentwicklung. Er ist immer funktional, also auf unser Überleben ausgerichtet. Ein Verhalten, das einem Außenstehenden noch so unzweckmäßig oder »neurotisch« vorkommen mag, wie zum Beispiel das Nägelkauen, hat immer einen sinnhaften Ursprung. Zum Beispiel kann sich ein Kind dieses Verhalten mit der Begründung auferlegt haben: »Wenn ich meine Nägel abbeiße, kann ich niemanden kratzen und verletzen. Ich bin gut und man mag mich, weil ich brav bin.« Diese hintergründige Motivation geht irgendwann verloren, aber das Verhalten bleibt bestehen. Erst wenn in einer therapeutischen Sitzung die Quelle wieder freigelegt wird, kann die Notdürftigkeit des Verhaltens und die mangelnde Befriedigung eines tieferen Bedürfnisses erlebt werden. Erst dann ist das Individuum bereit, eine echte Alternative zu entwickeln. Bearbeitet man das Symptom des Nägelkauens einfach auf der Alltagsebene und besteht man darauf, dieses »störende« Verhalten aufzugeben, so würde der wohlgemeinte Rat auf der verborgenen Ebene ganz anders interpretiert werden, nämlich als: »Sei doch böse!« oder: »Du bist nicht in Ordnung!« Das wären jedoch Botschaften, die vom Organismus zu Recht abgeschlagen würden.

Was erreicht werden soll – das Ziel:

Mit der Hakomi-Methode schreitet man vom Alltagsbewußtsein in die innere Achtsamkeit, beobachtet von einer neutralen Instanz; man erlebt und entdeckt Zusammenhänge und entwickelt Alternativen, die wieder ins Alltagsbewußtsein integriert werden. Der Mensch findet hinter der Person, die er ist, seinen Ursprung, seine Quelle und damit seine Natürlichkeit.

Wie es gemacht wird – die Praxis:

Zur Veranschaulichung der Praxis der Hakomi-Methode ein Beispiel: Wenn Sie als Leser diesen Zeilen folgen, so ist Ihnen kaum bewußt, was während dieser Tätigkeit des Lesens in Ihrem Organismus alles geschieht.

Beginnen wir mit der Haltung Ihres Körpers. Vielleicht liegen Sie mit dem Buch auf einem Bett oder einer Couch. Oder Sie sitzen auf einem Stuhl, vielleicht sogar vor Ihrem Arbeitstisch. Sie haben sich diese Haltung nicht bewußt ausgesucht, sondern sie hat sich sozusagen wie von selbst ergeben. Dieses »wie von selbst« ist Ihre Gewohnheit. Sie haben sich dies erworben, erlernt, antrainiert.

Ein Hakomi-Therapeut wird dies alles nicht so selbstverständlich hinnehmen, sondern mit Ihnen in sehr behutsamer und geduldiger Art und Weise den Hintergrund dieser »Selbstverständlichkeit« erforschen. Ja, Hakomi ist, um gleich einen wichtigen Grundsatz vorwegzunehmen, eine Einführung in die Geheimnisse von Selbstverständlichkeiten. Wie bereits erwähnt, will die Hakomi-Methode nicht, daß Sie Ihre Haltung, Ihre Gewohnheit sofort ändern. Änderungen erfolgen ungezielt aufgrund eines anderen Bewußtseins.

Vielleicht haben Sie, als Sie bemerkten, daß dieses Buch jetzt Ihre Lesegewohnheiten untersucht, automatisch Ihre Haltung umgestaltet, aber das ist nicht die Absicht der Hakomi-Therapie. Sie will zunächst nur, daß Sie aufmerksam und achtsam werden gegenüber dem, was gerade in Ihnen geschieht.

Während Sie jetzt im Lesen fortfahren, können Sie wahrnehmen, wie sich Ihr Körper anfühlt. Plötzlich werden Sie sich bewußt, daß Ihre Schultern leicht hochgezogen und verspannt sind. Ein Hakomi-Therapeut wird Sie in dieser Situation vielleicht auffordern, daß Sie mit Ihrer Aufmerksamkeit bei dieser Verspannung verweilen und darauf achten, welche Gedanken, Gefühle oder Bilder – auch wenn sie nur ganz flüchtiger Natur sind – dabei in Ihnen hochsteigen.

Vielleicht denken Sie das Wort »Konzentration« und meinen, daß Sie durch Ihre Schulterhaltung Ihre Konzentration für die Lektüre erhöhen.

Der Hakomi-Therapeut wird es auch dabei nicht bewenden lassen. Er untersucht, was das Wort »Konzentration« bei Ihnen auslöst. Nachdem er Ihre Aufmerksamkeit nach »Innen«, in die innere Achtsamkeit gelenkt hat, sagt er vielleicht: »Was geschieht mit Ihnen, wenn Sie das Wort Konzentration hören?« oder: »Welche Empfindungen löst es bei Ihnen aus?« Wenn Sie sich jetzt weiter beobachten, könnten Sie, vielleicht in einer ganz kurzen, fast blitzartigen Eingebung, einen Sinnzusammenhang herstellen. Sie hören Ihre Mutter, oder Ihren Vater, wie er Sie brüsk auffordert: »Konzentriere dich endlich, sonst wirst du es nie zu etwas bringen!«

Jetzt sind Sie, durch die Hilfe des Hakomi-Therapeuten, an die Quelle Ihrer scheinbar so zufälligen Körperhaltung beim Lesen gelangt. Sie haben etwas über die Ursache und Struktur Ihrer Gewohnheit entdeckt. Die Hakomi-Therapie betont dabei, daß Sie es selbst waren, der diese Entdeckungsreise unternommen hat. Der Therapeut wird daher so wenig wie möglich interpretieren, sondern Sie so unterstützen, daß Sie selbst Ihre innere Wahrheit finden.

Hier einige Hilfen, die den Prozeß der inneren Achtsamkeit entwickeln:

• *Nach innen gerichtet beobachten:* Wenn man die Augen schließt, richtet man seine Aufmerksamkeit nahezu von selbst nach innen und nimmt wahr, was jetzt und hier geschieht. Was man spürt, denkt, fühlt.

• *Passivität:* Man kann empfänglich werden für das, was gerade geschieht. Passivität ist das Gegenteil von aktiver Konzentration und Fokusierung. Es ist vergleichbar mit dem weiten Blickfeld eines Menschen, der in die Ferne sieht. Passivität ermöglicht, unabhängig von den eigenen Gewohnheiten wahrzunehmen, was im Moment innerlich abläuft.

• *Den Zeichen folgen:* Wenn man sich im Zustand innerer Achtsamkeit befindet, übermittelt das Unterbewußtsein Botschaften, die auf eine neue Spur führen können.

• *Eine entspannte, ruhige Körperhaltung:* Die Spannung des gesamten Körpers wird herabgesetzt. In aller Regel sitzt man auf einem bequemen Stuhl. In diesem Zustand können Botschaften aus dem Inneren leichter aufsteigen und empfangen werden.

• *Experimentieren:* Manchmal ist es günstig, mit einer automatischen Handlungsweise zunächst zu experimentieren. Zum Beispiel kann ein Hakomi-Therapeut einen bei jeder Gelegenheit automatisch wippenden Fuß zunächst ruhig stellen, indem er seine Hand auf das Knie legt. Durch die innere Wahrnehmung der Spannung kommen Gefühle und Hintergrundmotive zum Vorschein.

• *Sonden:* Sonden sind Sätze, die der Hakomi-Therapeut seinem Klienten vorspricht und mit deren Hilfe er »das innere Universum« erforscht. Zum Beispiel sagt der Therapeut: »Du bist hier ganz sicher!« Der Klient lauscht dieser Feststellung mit geschlossenen Augen und innerer Achtsamkeit, beobachtet seine Resonanz, alle seine Gedanken, Gefühle und Empfindungen. Vielleicht merkt er, daß er diesen Satz nicht glauben kann, daß er ihn traurig macht.

• *Abnehmen:* Beim Abnehmen übernimmt der Therapeut den Widerstand seines Klienten. Ein Beispiel: Wenn jemand beim Sprechen seine Schulter hochzieht, kann ihm der Therapeut diese Bewegung »abnehmen«, indem er die Oberarme des Klienten leicht nach oben drückt. So kann der Klient leichter in Kontakt mit dem Material kommen, das er durch seine hochgezogene Schulter abwehrt und stützt. Aus psychologischer Sicht bringt das Abnehmen für den Klienten eine sehr große Unterstützung. Er ist gewohnt, daß er mit seinen Widerständen auf sich allein gestellt ist. Hier erlebt er genau das Gegenteil und die Unterstützung seiner Abwehr erlaubt ihm, sie zeitweilig aufzugeben und zu erforschen.

• *Berührung:* Durch Berührung kann der Prozeß der Selbstfindung und Neuorientierung unterstützt werden. Auf der einen Seite schafft der Therapeut für das Unbewußte seines Klienten ein tiefes Klima des Vertrauens. Auf der anderen Seite führen gezielte Berührungen oft schnell und direkt zu zentralem Erleben und den zugrundeliegenden Anschauungen des Klienten.

• *Vergangenheitsorientierung:* Was immer geschieht, der Hakomi-Therapeut wird immer wieder behutsam einen Suchprozeß in Gang setzen, der oft in die Kindheit führt. Man arbeitet häufig mit dem »Kind« als einem im gegenwärtigen Erleben auftauchenden Phänomen.

• *Gewaltlosigkeit:* Es mag verwundern, wenn hier das Wort »Gewaltlosigkeit« angeführt wird; schließlich hat Gewalt und Therapie – oder Selbsterfahrung – nichts miteinander zu tun. Natürlich gilt das für *alle* Therapien, ob sie nun am Körper ansetzen oder im Gefühlsbereich oder beim Verstehen. Aber hier ist nicht physische Gewalt gemeint, sondern eine Einstellung: Hakomi lehnt es ab, daß der Therapeut seinem Klienten mit irgendwelchen Erwartungen begegnet. Auch nicht mit solchen einer »richtigen Körperhaltung« oder einem »adäquaten Verhalten«. In solchen Maßstäben sieht der Hakomi-Therapeut bereits Anzeichen von Gewalt, weil er nicht dem Klienten folgt, sondern seiner eigenen Vorstellung vom Menschen. Hier sind deutliche Parallelen zu Gerda Boyesens Biodynamischer Psychotherapie und zum Rebalancing (siehe dort), die beide ebenfalls ein sanftes, klientenorientiertes Arbeiten betonen.

Wann und für wen es geeignet ist:
Hakomi ist eine sehr sanfte Körper-Methode, die ganz besonders das erlebnishafte Verstehen und Durcharbeiten unterstützt. Sie ist sicher besonders für Menschen geeignet, die einer ziel- oder lösungsorientierten Selbsterfahrung kritisch gegenüberstehen und bei

ihrer grundlegenden Selbsterforschung viel Respekt und Unterstützung brauchen.

Wie lange es dauert:

Man kann die Hakomi-Methode auf einem Workshop an einem Wochenende kennenlernen. Auch eine Therapie – in der Gruppe oder einzeln – ist möglich. Eine Einzelsitzung dauert ein bis eineinhalb Stunden. Die Dauer einer Therapie wird mit dem Hakomi-Therapeuten bei Beginn abgesprochen.

Was es kostet:

Eine Einzelsitzung kostet zwischen 80.- und 130.- DM. Ein Wochenendworkshop zwischen 180.- und 280.- DM.

Literatur:

Kurtz, Ron: *Körperzentrierte Psychotherapie*. Die Hakomi-Methode. Essen: S. Gerken 1985.

Kurtz, Ron und Prestera, Hector: *Botschaften des Körpers*. Bodyreading: ein illustrierter Leitfaden. München: Kösel 1988[5].

Weiss, Halko und Benz, Dyrian: *Auf den Körper hören*. Hakomi-Psychotherapie. Eine praktische Einführung. München: Kösel 1987.

2. Tiefe, strukturelle Bindegewebsmassagen

Bei den drei folgenden Methoden wirkt der Körpertherapeut durch eine Art tiefer Massage auf Muskeln, Bindegewebe und Gelenke ein, und versucht, sie zu entspannen. Daher der Name: »tiefe und strukturelle Bindegewebs- oder Muskelbehandlung«. Gemäß einer engen Leib-Seele-Verbindung gehen diese Ansätze davon aus, daß verhärtete Muskeln und starres Bindegewebe nicht nur die Körperstruktur und Haltung verändern, sondern auch seelische Prozesse nach sich ziehen.

Alle drei Verfahren – Rolfing, Posturale Integration und Rebalancing – haben viel gemeinsam, und der Laie mag sich anfangs fragen, ob es außer den Namen überhaupt relevante Unterscheidungskriterien gibt.

Praktisch arbeiten sie alle am Muskel, dem Bindegewebe, der Muskelhaut oder -hülle (den Faszien) und an den Gelenken.

Theoretisch stimmen alle überein, daß der gesunde Mensch geistig und körperlich flexibel ist und daß eine Verkürzung, Verhärtung, Erstarrung, Panzerung von Körperteilen auch eine »Verkümmerung der Psyche« mit sich bringt, die seelische Störungen beinhaltet.

Was die Entstehung von Störungen betrifft, betrachten alle drei Methoden primär traumatische Einflüsse in der frühen Kindheit als Ursache. Sekundär kommen auch spätere Einflüsse wie Unfälle oder erworbene Haltungsschäden in Frage.

Aber während man vom Rolfing sagen kann, daß es konsequent am Körper bleibt, bezieht die Posturale Integration auch die psychologische Realität mit ein, und der Rebalancer geht noch eine Ebene »höher«: Er möchte in seine Arbeit auch spirituelle Momente mit einfließen lassen und findet so den harmonischen Abschluß seiner Arbeit mit dem ganzen Menschen.

45

Das heißt nicht, daß beim Rolfing die Psyche keinen Raum hätte, aber man nimmt die Leib-Seele-Dualität genau: Wenn der Körper in der vollendeten Linie ist, folgt alles andere nach. »Die spirituelle Ebene ist mit dem Geheimnis des Aufrecht-Seins verbunden. Das Gefühl, mit dem Universum im Einklang zu sein, welches aus einem spirituellen Bewußtsein erwächst, geht Hand in Hand mit dem Gefühl von Leichtigkeit, welches mit der Befreiung und der Balance des Bindegewebes entsteht.« (Don Johnson: *Rolfing*, S. 137). Ida Rolf, die Begründerin des Rolfing, wurde einmal gefragt, ob sie mehr kenne als den Körper, und sie soll geantwortet haben: »Ja, sicher, aber mehr kann ich nicht mit meinen Händen berühren«. Konsequent auch das klare Setting: 10 Sitzungen, fertig!

Für Jack Painter, den Begründer der Posturalen Integration, sind 10 Sitzungen das Minimum, er läßt sich Raum für ergänzende oder tiefere Arbeit. Er integriert nicht nur Elemente verschiedener anderer Körpertherapien (Orgontherapie, Bioenergetik, Rolfing – siehe dort), sondern auch Momente rein psychologischer Ansätze wie der Gestalttherapie (siehe Worterklärungen), und bezieht heute auch die Tradition der »Fünf Elemente« aus asiatischen Körperlehren (siehe Akupressur und Shiatsu) mit ein. Durch persönliche Begegnungen mit indischen Lehrern wurde er mit den Prinzipien östlicher Heilkunst vertraut.

Das Rebalancing gibt gar keine bestimmte Anzahl von Sitzungen an, weil es *im Moment* bleiben möchte und immer fragt, was der ganze Mensch *jetzt* braucht. Hier kann es auch geschehen – wenn der Klient dies möchte – daß der Therapeut mit ihm eine ganze Sitzung lang Probleme erörtert. Neben der Vielzahl von Methoden, die das Rebalancing mit einbezieht, liegt seine besondere Dimension darin, daß man mit einem Rebalancer auch über spirituelle Fragen reden kann.

Wer eine Entscheidungshilfe möchte, welche der drei tiefen, strukturellen Bindegewebsmassagen zu wählen sei, könnte also danach gehen, ob er sich ausschließlich mit dem Körper beschäftigen will (Rolfing), auch über sich und seine Probleme reden möchte (Posturale Integration) oder zudem ein Bedürfnis nach einer spirituellen Sinngebung seines Lebens verspürt (Rebalancing).

Historisch betrachtet war Ida Rolf die erste, deren Körpermethode in der amerikanischen Therapiebewegung bekannt war. Jack Painter kannte das Rolfing und wurde von ihm beeinflußt. Das Rebalancing, oder genauer Rajneesh Rebalancing, entstand erst in den siebziger Jahren durch eine Selbstkonstituierung von Sannyasins. Dem Rolfing gebührt also zumindest zeitlich gesehen das Recht der Urheberschaft der tiefen, strukturellen Bindegewebsmassagen.

ROLFING
Modellieren am Körper

Kurzinformation:
Rolfing ist eine tiefe, strukturelle Bindegewebsmassage, die darauf abzielt, den Körper aufzurichten, ihn ins Lot zu bringen. Eine Behandlung dauert 10 Sitzungen und erinnert an eine sehr tiefe Massage.

Zur Geschichte und zum Namen:
Ida Rolf, Begründerin der Rolfing-Methode, wurde 1896 in New York geboren und starb 1979. Sie promovierte als Biochemikerin, aber gesundheitliche Probleme in ihrer Familie – ihr Sohn kam mit einem Wirbelsäulenschaden zur Welt – motivierten sie, sich mit verschiedenen Heilverfahren wie Homöopathie, Yoga (siehe dort) und Chiropraktik (siehe Worterklärungen) zu beschäftigen. Aus Enttäuschung über den geringen Erfolg dieser Methoden entwickkelte sie ihre eigene Technik, wurde bekannt und reiste von einem Patienten zum anderen, kreuz und quer durch die Vereinigten Staaten.
1965 wurde sie zu Fritz Pearls (siehe Worterklärungen: Gestalt) gerufen und behandelte die Folgen einer schweren Herzattacke. Nahezu über Nacht wurde sie berühmt, und man drängte sie dazu, eine eigene Therapieschule zu begründen. An ihrem achtzigsten Geburtstag, im Mai 1976, gab es bereits 150 anerkannte Rolfer, ein

ausgeklügeltes Ausbildungsprogramm und eine Gruppe von Trainern, die das Rolfing auch nach Europa trugen.

Ida Rolf war eine kleine, aber ungeheuer vitale Frau, der man im Alter ansah, daß sie über 40 Jahre lang mit menschlichen Körpern gearbeitet hatte. Sie konnte nicht nur unglaubliche Veränderungen am Leib ihrer Klienten erreichen, sondern war auch in der Lage, ihre Arbeit theoretisch zu vermitteln. Ihre Seminare waren beliebt, und ihre Anhänger und Schüler verehrten sie als eine weise Frau.

Was dahinter steht – die Theorie:
Nach Ida Rolf ist der gesunde und natürliche Körper in einer vollendeten Linie. Wenn ein Mensch auf dem Boden steht, ist er, wie alles auf der Erde, der Schwerkraft ausgesetzt. Gegen diese Kräfte der Erdanziehung muß die Spezies Mensch – seit sie sich allmählich vom Vierbeiner über den Affen zum vollständig aufrecht Gehenden entwickelt hat – Kraft entwickeln, sonst kippt der Körper, folgt der Schwerkraft und fällt um. Allerdings, so postulieren die Rolfer, gibt es eine optimale Struktur des Leibes, die bei minimalem Kraftaufwand den Körper aufrecht hält – er hat seine vollendete Linie gefunden, er ist im Lot. Struktur meint dabei nicht Haltung. Struktur ist die festgefügte Ordnung der verschiedenen Körperabschnitte Kopf, Schulter, Rumpf, Bauch, Becken, Beine und Füße. Man kann sich das so vorstellen, daß man diese Körperbausteine aus Ton geformt vor sich liegen hat und jetzt versucht, sie in der anatomisch richtigen Reihenfolge aufeinander zu stellen. Nur wenn sich alles genau übereinander fügt, bleibt auch zum Schluß der Kopf auf der Schulter. Wenn nicht, fällt unter Umständen die ganze Plastik wie ein Kartenhaus zusammen.

Es geht also um die richtige Statik des Körpers beim Rolfing. Nehmen wir an, das Bauchstück des Modellkörpers sei schlecht geformt und habe nach vorne eine zu große Wölbung. Dann hält dieser Teil – und auch alle folgenden – nur dann zusammen, wenn man etwas Leim zu Hilfe nimmt. Auf den lebendigen Körper übersetzt ist der Leim verspanntes und verklebtes Gewebe wie Faszien, Sehnen, Bänder und Knorpel. Wer in natürlicher Weise aufrecht steht, wird aus sich selbst heraus gehalten und getragen.

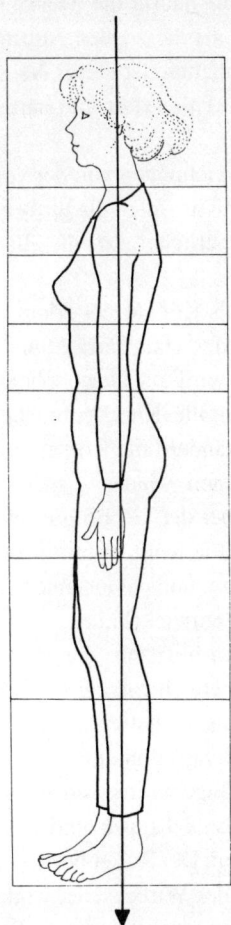

Abb. 2: Das Rolfing geht von einer optimalen Ordnung der verschiedenen Körperabschnitte aus.

Dagegen muß ein Mensch mit gebeugter Haltung die Fasern seines Bindegewebes verkleben, verkürzen, überdehnen oder verhärten, um der Schwerkraft entgegen zu wirken. Er setzt seinen Körper unter Streß.

Die Militärhaltung – Brust raus, Bauch rein – ist übrigens keine natürliche, aufrechte Haltung, sondern das krasse Gegenteil, weil bei ihr Nacken-, Schulter-, Brust- und Rückenmuskeln verkrampft werden.

In ihren Seminaren bezeichnete Ida Rolf häufig die Muskeln als Orangenschnitze und das Bindegewebe als die weißen Fasern, die die einzelnen rosigen Stücke zusammenhalten. Ist dieses Netz elastisch, kann es mit der Frucht wachsen. Ist es starr und hart, verhindert es eine Reifung.

Wie entstehen solche körperlichen Abweichungen von der vollendeten Linie? Durch frühkindliche Ereignisse, durch die großen und kleinen Traumata emotionaler oder körperlicher Art, die alle ihre Spuren im Körper hinterlassen.

Ein Beispiel: ein Sohn, der vom Vater als Konkurrent erlebt wird, macht sich unbewußt kleiner, indem er den Hals einzieht und den Kopf nach vorne beugt. Diese Haltung wird zur Gewohnheit und damit zur körperlichen Struktur. Auch Unfälle, Knochenbrüche und Stauungen haben oft eine Spätfolge, verändern die Körperstruktur und müssen durch geeignete Maßnahmen wieder ausgeglichen werden. Natürlich gibt es auch bereits bei der Geburt auftretende körperliche Strukturfehler, wie ja auch Ida Rolfs Sohn selbst mit einem Wirbelsäulenschaden zur Welt kam, und damit seine Mutter motivierte, eine neue Körpertherapie zu entwickeln.

Rolfing ist auch in speziellen Situationen hilfreich. Zum Beispiel bei Problemen im Rücken- und Beckenbereich nach einer Geburt. Ebenso können die in manchen Schwangerschaften auftretenden mechanischen Verschiebungen der Bauchmuskulatur erfolgreich reduziert werden. Sogar bei einem »Hängebusen« kann Rolfing nützen. Dann nämlich, wenn eingesunkene Rippen und eine zu flache Atmung die Brust erschlaffen lassen. Der Rolfer bewirkt eine größere Beweglichkeit im Brustbereich der Wirbelsäule, wodurch die Atmung freier wird, der Brustraum sich erweitert und der Busen wieder gestrafft wird.

Allerdings sind solche kosmetischen Folgen nur »Nebenwirkungen«. Hauptsächlich geht es im Rolfing darum, die Krümmungen des Körpers, seine Verdrehungen und Verschiebungen, auszugleichen. Oder mit Ida Rolfs Worten: »Wir sind noch keine aufrechten Menschen, sondern erst auf dem Weg dorthin«.

Was erreicht werden soll – das Ziel:

Aus dem zuvor Gesagten ergibt sich von selbst das Ziel: Der Rolfer versucht, die einzelnen Körperbausteine wieder so auszurichten, daß sie im Lot sind und der Körper sich nicht mehr gegen die Schwerkraft behaupten muß. Die bisherige Körperstruktur wird verändert. Dadurch verändert sich, durch die Leib-Seele- Entsprechung, auch die psychische Wirklichkeit. Rolfing wird auch »strukturelle Integration« genannt, um auszudrücken, daß es sich um eine Neuorientierung des Körpers handelt.

Nach einer zehnstündigen Rolfing-Behandlung hat man nicht nur eine aufrechtere Haltung, sondern man gewinnt auch zu seiner Umwelt eine neue und natürlichere Einstellung.

Wie es gemacht wird – die Praxis:

Beim Rolfing liegt man rücklings, bäuchlings oder seitwärts auf einem Massagetisch, während der Therapeut oder Trainer arbeitet. Zuvor nimmt er aber Maß, das heißt er studiert den Körper, wie sehr und wo er von der vollendeten Linie abweicht. Manchmal macht er auch ein Foto, um die Veränderung (vor und nach der Behandlung) zu demonstrieren. Diese »Begutachtung« ist für manche Klienten nicht einfach zu ertragen, aber es gehört nun mal zur Behandlung, und man gewöhnt sich schnell daran. Die eigentliche Arbeit besteht darin, daß der Rolfer mit Fingern, Händen und manchmal sogar mit seinen Ellenbogen am Körper arbeitet, um das Bindegewebe zu lockern.

Das maschenförmige Fasernetz der Faszien ist plastisch formbar und damit veränderbar. Unter Druck gibt es nach und läßt sich widerstandslos zu einer neuen Form gestalten, zum Beispiel zu einer Hülle, in der ein Muskel beweglicher wird. So verliert der Körper die durch Haltungsfehler, einseitigen Gebrauch und Unfälle entstandenen »Behinderungen« und erhält dafür seine ursprüngliche Beweglichkeit, gepaart mit einem funktionellen Aufbau, zurück. Beim Rolfing sind also nicht verspannte Muskeln der Angriffspunkt, sondern die Muskelhüllen.

Das schwierige an dieser Methode ist allerdings, daß jedes Faszien-System einen individuellen unterschiedlichen Druck braucht, um seine derzeitige verklebte Form aufzugeben und eine neue, flexiblere Gestalt einzunehmen. Das ist sehr diffizil und geht bestimmt nicht mit Gewalt. Ein guter Rolfer zeichnet sich deshalb durch sehr viel Fingerspitzengefühl und Erfahrung aus. Er analysiert zu Beginn der Behandlung sehr gründlich – das nennt man »bodyreading« (Körperlesen) – wie sich der Klient bewegt, wie er geht, steht, sitzt und liegt, welche Unfälle er hatte und welche Verschiebungen und Verdrehungen seinen Körper beherrschen. Er macht sich vor jeder Sitzung einen Plan, was es diesmal zu bearbeiten gilt. Das Rolfing ist unglaublich intensiv, und die Empfindungen auf Seiten des Klienten reichen von wohltuend bis schmerzhaft. Apropos Schmerz: Rolfing muß nicht unerträglich weh tun, man kann sich »am Schmerz entlang arbeiten«, wie die Rolfer sagen, und gerade das macht einen guten Techniker aus. Für manche Klienten ist es auch ausgesprochen angenehm, wenn tief und mit viel Druck an ihrem Körper gearbeitet wird. Geredet wird beim Rolfing wenig, der Rolfer hat sein Konzept und verläßt sich auf seine Augen und das Gespür seiner Hände. Vom psychologischen Durcharbeiten hält er im großen und ganzen nichts. Oder wie Ida Rolf gesagt haben soll: »Stecke deine Hände in den Körper, höre auf zu denken und fang an zu arbeiten!«, eine klare und unmißverständliche Anleitung.

Nach den ersten Rolfing-Sitzungen berichten Klienten manchmal über Gefühle von Orientierungslosigkeit oder Fremdheit in der Welt. Sie fühlen sich nicht in der Lage, sich gegenüber anderen Menschen so zu verhalten, wie sie es gewohnt waren. Manche haben sogar den Eindruck, ihre Körperteile paßten nicht mehr zusammen. Nach Theorie und Praxis des Rolfing ist dies ein notwendiges Durchgangsstadium, weil alte körperliche und seelische Gewohnheiten nicht mehr funktionieren.

Wann und für wen es geeignet ist:
Rolfing ist für jeden Menschen geeignet, der sich und seinem Körper etwas Gutes tun will. Besonders bei Schmerzen, Haltungsschäden und nach körperlichen Verletzungen ist Rolfing angesagt. Allerdings darf man sich keine Psychotherapie erwarten und kein Durcharbeiten seelischer Probleme. Der Rolfer arbeitet am Körper,

aber, wie gesagt, die Seele schwingt mit. Es paßt für Menschen, die aus ihrem Kopf mehr in den Körper kommen wollen. Das klare Setting ist gerade für diejenigen optimal, die eine überschaubare Planung vorziehen.

Wie lange es dauert:
Auch das Behandlungskonzept ist wohltuend einfach und klar: eine Behandlung dauert 10 Sitzungen! Eine Sitzung dauert ein bis eineinhalb Stunden. Es empfiehlt sich, nach einer abgeschlossenen Behandlung dann und wann eine Ergänzungssitzung vorzusehen, um Rückfallerscheinungen des Körpers entgegen zu wirken.

Was es kostet:
Für eine Rolfing-Sitzung muß man 100,- bis 150,- DM veranschlagen. Eine ganze Behandlung kostet demnach 1.000,- bis 1.500,- DM.

Literatur:
Lawrence, D. Baloti und Harrison, Lewis: *Das Massage Buch.* Berlin: V. Kretschmer, 1985.
Johnson, Don: *Rolfing.* Und die menschliche Flexibilität. Essen: S. Gerken 1981.
Schwind, Peter: *Alles im Lot: Rolfing.* Der Weg zu körperlichem und seelischem Gleichgewicht. München: Goldmann Tb. Neuaufl. 1988.

POSTURALE INTEGRATION (PI)
Eine Synthese aus Rolfing, Reich und Bioenergetik

Kurzinformation:
Die Posturale Integration verbindet die Prinzipien tiefer Gewebebehandlung (Rolfing, siehe dort), mit Methoden der Bioenergetik (siehe dort) und den Entdeckungen Wilhelm Reichs (siehe Orgontherapie). Sie hat ein relativ festes Setting, das aber den individu

ellen Bedürfnissen angepaßt werden kann. Sie ist eine körperorientierte Bewußtseinsarbeit und betont den Anspruch *gleichzeitig* und *gleichgewichtig* auf allen Ebenen (Intellekt, Gefühl, Körper) zu wirken.

Zum Namen:

»Posture« kommt aus dem Amerikanischen und bedeutet »Haltung«. Gemeint ist die Art und Weise, sich zu halten, aber genauso – sich zu verhalten. »Integration« bedeutet »Vervollständigung«. In der aus dem Lateinischen stammenden Wortwurzel ist auch das Wort »unversehrt« enthalten.

Oft wird die Methode einfach PI (»Pi Ai«) genannt.

Zur Geschichte:

Jack Painter, geboren 1933, studierte zunächst Philosophie, Psychologie und Literatur, und wurde Professor für Philosophie. Er stellte fest, daß er als Wissenschaftler, der nur geistige Interessen kannte, seinen Körper und seine Gefühle vernachlässigte, bis sie sich zu rächen begannen und sein erfolgreiches, intellektuelles Leben verunsicherten und störten.

Daher wandte er sich 1965 der Körperarbeit zu. Zunächst glaubte er, seine Verkrampfungen beim Sport zu überwinden. Er schwamm viel, spielte Tennis, Basketball und versuchte sich sogar mit Gewichtheben. Er fühlte sich tatsächlich besser, aber, so stellte er fest, auch angespannter und steifer. Er versuchte es mit Yoga (siehe dort), Atemtherapie (siehe dort) und Meditation (siehe Worterklärungen). Seine Spannungen lösten sich, aber seine Grundkörperhaltung änderte sich wenig. Vor allem bemängelte er, daß sein Körper, seine Emotionen und die Gedanken in gar keiner Weise übereinstimmten oder harmonisierten. Er fühlte sich in drei Teile zersplittert. Da wandte er sich intensiveren Körpermethoden zu wie dem Rolfing (siehe dort) und versuchte, durch Gestalttherapie (siehe Worterklärungen) die Integration der Teilbereiche zu erlangen. Schließlich unterzog er sich einer Reichschen Therapie (siehe Orgontherapie) und stellte auch große Fortschritte fest. Was er aber wirklich vermißte, war eine ganzheitliche Arbeit, die gleichzeitig auf der emotionalen, der intellektuellen und der Körperebene arbeitete. Dieses Anliegen, sich ganzheitlich dem Menschen zu nähern, kennzeichnet Jack Painters Werk: »Für mich beschränkt sich jede Behandlung, die nicht von einer emotionalen und kognitiven Änderung begleitet wird, auf die oberflächliche und zeitlich begrenzte Neuorientierung einiger Teile der Persönlichkeit.« *(Körperarbeit und persönliche Entwicklung*, S. 26). Er bedient sich daher der verschiedensten modernen Therapiemethoden. Außer den bereits erwähnten »Anleihen« bei Reich, Lowen und Rolf kommen auch Elemente der Gestalt- und Atemtherapie und der Akupressur (siehe dort oder und in Worterklärungen) zum Einsatz. Trotzdem möchte Painter seine Methode in keinem Fall nur als eine eklektische Zusammenfassung von Techniken verstehen. Sie ist »eine einmalige Annäherung an den ganzen Menschen«. (Painter, S. 12)

Was dahinter steht – die Theorie:
Wie alle anderen Körpertherapien geht auch die Posturale Integration davon aus, daß der menschliche Organismus zwar durch Veranlagung (Erbmasse) einer Bestimmung unterliegt, aber daß diese nicht vollständig ist, sondern daß die Art der familiären und sozialen Interaktionen den Organismus entscheidend prägen. Auch Einflüsse während der Schwangerschaft und der Geburt spielen eine wichtige Rolle. Ein Mensch, der in seelischen Streßsituationen aufwächst, versucht sich zu schützen. Diese »Selbsthilfe« oder »Selbstverteidigung« verhindert aber gleichzeitig eine optimale und ganzheitliche Entfaltung der Persönlichkeit.
Zur Veranschaulichung ein Beispiel aus dem Reich der Pflanzen: Der Same einer Sonnenblume trägt in sich das Potential für eine vollständige, zwei Meter hohe Sonnenblume. Findet der kleine Samen im Frühjahr einen geeigneten Standort mit reichlich Humus, Sauerstoff und genügend Wasser, so kann man im Sommer das Wunder einer kopfgroßen Blumensonne erleben. Fällt der Same aber unter eine dichte Hecke, auf kargen Boden, oder muß er ohne genügend Feuchtigkeit auskommen, so werden wir nur eine verkümmerte Pflanze erhalten. Sie mag besonders widerstandsfähig

und genügsam sei – aber sie ist nur eine schlechte Kopie der großen Sonnenblume.

Auf den menschlichen Organismus übertragen stehen Bodenbeschaffenheit, Sauerstoff, Licht und Feuchtigkeit für menschliche Qualitäten: Ein Kind, das unter sehr moralischen Eltern seine ersten Lustempfindungen auskosten will und dabei erschreckt und bestraft wird, muß sich in Zukunft solche Gefühle gedanklich ausreden und dadurch verdrängen, daß es sich eine Körperhaltung antrainiert, die solche Empfindungen erst gar nicht aufkommen läßt. Es wird mit zusammengepreßten Beinen und eingeschnürtem Unterleib durch das Leben laufen.

Jack Painter betont, daß der Prozeß der Entwicklungsverhinderung immer ganzheitlich geschieht: also auf einer intellektuell-gedanklichen Ebene (»ich sage mir, daß Lustgewinn schlecht ist«), auf einer emotionalen Ebene (»ich spüre keine Lust – ich habe keine Lust«), die auch immer eine leibliche Entsprechung besitzen (»meine Körperhaltung – zusammengepreßte Beine – unterbindet das Aufkommen von Lustgefühlen«). Jeder Organismus hat die Tendenz, sich eine neue »Stimmigkeit und Balance« zu verschaffen – allerdings unter Verzicht auf ganz wesentliche Möglichkeiten seines Seins.

Dieser Verzicht manifestiert sich in einem »Panzer« (siehe Wilhelm Reichs Orgontherapie). Wieder betont Jack Painter, daß dieser Panzer sich nicht nur körperlich manifestiert (in Form von Muskelverhärtungen, Bindegewebsverdichtungen und Haltungsschäden), sondern ganzheitlich zu verstehen ist. Auch die geistige Beweglichkeit panzert sich, man wird rigide, entwickelt Vorurteile und meidet den Kontakt mit bestimmten Menschen. Die emotionale Empfindlichkeit und der gefühlsmäßige Ausdruck verringert sich.

Ähnlich wie Alexander Lowen (siehe Bioenergetik) nennt Jack Painter Körperbereiche, an denen der Panzer auftritt. Dort hat der Mensch verspannte Muskeln oder verengte, harte Bindegewebsteile. Genauso kann er aber auch durch ständiges Überdehnen und Strecken erschlaffen und weiche Körperteile (einen weichen Panzer) aufweisen. Einige Beispiele:

• Der Schutzwall in der *Augenpartie* verursacht Spannung und

Lähmung rund um die Kopfhaut und Augen und verhindert den befreienden Fluß der Tränen.

• Ein Stau im *Mundbereich* – Lippen, Kinn und Hals – verdrängt das Bedürfnis zu saugen, zu beißen und zu schreien.

• Schmerzen oder Spannungen im Nackenbereich weisen auf unterdrückte Wut hin.

• Zurückgezogene *Schultern* mit steifem Brustkorb verraten Selbstkontrolle. Dagegen drückt ein zusammengedrückter Oberkörper meist chronischen Kummer oder Schwäche aus.

• Verhärtungen am *Zwerchfell* verweisen auf tiefe, aber unterdrückte Angst.

• Eine *Trennung zwischen dem oberen und dem unteren Teil* eines Menschen verhindert die Verbindung der Energien von Kopf, Herz und Becken – von Verstand, Gefühl und Sexualität.

• Blockierungen im *Beckenbereich* führen zu Unterdrückung sexueller und erotischer Impulse und Gefühle.

• Panzerungen im Bereich der *Beine* drücken mangelndes Standbewußtsein aus und haben Abgrenzungsprobleme zur Folge.

Es ist wichtig zu verstehen, daß die Aufteilung in Abschnitte nicht beinhaltet, daß der menschliche Körper tatsächlich aus funktional getrennten Partien besteht. Im Gegenteil, jede auch noch so kleine Blockierung einer körperlichen Funktion hat *immer* ihre Entsprechung sowohl im ganzen Leib, als auch auf der emotionalen und gedanklichen Ebene.

Was erreicht werden soll – das Ziel:

Eine Behandlung mit Posturaler Integration zielt darauf ab, dem menschlichen Organismus seine optimale körperliche, geistige und emotionale Funktionalität zurückzugeben. Mit dem Lösen von Gewebeschichten und chronisch angestauten Spannungen kann ein Loslassen von alten Haltungsmustern, Denkgewohnheiten und Gefühlen einhergehen. So wie Gewebeschichten weicher und durchlässiger werden, kann die Lebensenergie freier fließen. Man erlaubt sich wieder den Kontakt zu tiefer liegenden Gefühlen und entwikkelt eine neue Einstellung zu sich, seinen Mitmenschen und der gesellschaftlichen Realität.

Wie es gemacht wird – die Praxis:

Es sei an die verkümmerte Sonnenblume erinnert: Erhält sie Wasser, Sauerstoff, Licht und einen besseren Boden, kann sie, wenn die Beschädigung nicht zu weit fortgeschritten ist, sich doch noch zu ihrem königlichen Wuchs erheben.

Ein Therapeut, der in Posturaler Integration ausgebildet ist, versucht eigentlich recht ähnliches wie ein Gärtner bei einer verkümmerten Pflanze: Er verändert den Boden, das heißt, den *Körper*. Wie beim Rolfing (siehe dort) versucht er durch systematische, tiefgreifende Arbeit am Bindegewebe und den Faszien (feine und elastische Schicht, die den Muskel umgibt), das verhärtete Gewebe weicher und elastischer zu machen und zusammengezogene Muskelstränge zu lösen. Er benützt dabei Behandlungsgriffe mit Händen, Fingerkuppen, Knöcheln, Ellenbogen und Fäusten. Durch dieses tiefe Eingreifen in die inneren Schichten der Muskeln wiederbelebt er die verhärteten Gewebeanteile.

Der Klient wird aufgefordert, eine bestimmte Körperhaltung einzunehmen. Diese Haltungen erinnern an die Übungen aus der Bioenergetik (siehe dort), wurden aber auch von Jack Painter verändert und weiterentwickelt. Sie lockern Verspannungen und bringen verschüttete Gefühle ans Licht. Das wäre vergleichbar mit einem Stützen der Pflanze durch einen Stab.

Die Pflanze braucht Sauerstoff. Für den menschlichen Organismus ist dies ein voller und intensiver *Atemstrom*. So fordert der PI-Therapeut seinen Klienten immer wieder auf, stärker zu atmen, oder er gibt Übungen vor, die den Atemstrom stimulieren.

Wie die Pflanze Wasser braucht, um zu wachsen, so benötigt der Mensch den Fluß seiner *Gefühle*. Wie auch alle anderen Körpertherapien geht die Posturale Integrationsmethode davon aus, daß es Störungen des Gefühlsflusses sind, die den Menschen blockieren. Ein natürlicher emotionaler Bewegungsfluß durchläuft immer recht verschiedene Stimmungen. Zum Beispiel reagiert ein Mensch, der allein gelassen wurde, zunächst mit Angst, Schmerz und Traurigkeit. Irgendwann schlagen diese Gefühle in Wut um: Er wird zornig auf diejenigen, die ihn verlassen haben. Aber auch dieses Gefühl ist nicht das Ende eines natürlichen, emotionalen Bewegungsflusses. Aus der Wut wächst zum Schluß Freude über die neugewonnene Freiheit. Ein unterbrochener Gefühlsfluß dringt vielleicht nur bis zum Schmerz und der Traurigkeit und bleibt dort stecken. Der Körpertherapeut muß daher den Gefühlsstau auffinden und aufbrechen. Dies geschieht – ähnlich wie in der Bioenergetik (siehe dort) – in unter Umständen recht dramatischer Art und Weise. Der Therapeut fordert seinen Klienten nämlich auf, vorhandene Gefühle noch zu verstärken und auszuleben. (Der Fachbegriff heißt »ausagieren«). Er könnte zum Beispiel eine Frau, die traurig ist, dazu veranlassen, dieses Gefühl durch lautes Wehklagen noch zu verstärken, bis sie – und darum geht es beim »Ausagieren« – die Türe in die nächste Gefühlslage findet und plötzlich wütend oder trotzig wird. Bei einer erfolgreichen Behandlung wird sie zum Schluß sogar befreit und glücklich lachen. Der natürliche Gefühlsfluß ist wieder hergestellt.

Ein anderer menschlicher Ausdruck für das Wasser, das die Sonnenblume braucht, ist *Kontakt*, der Wärme und Geborgenheit vermittelt. Aus diesem Grund besteht zwischen dem Therapeut und seinem Klienten in der Behandlung große Nähe und Verständigung, die durch Berührung, manchmal auch durch Umarmungen, verstärkt werden.

Es können sich daher in einer Posturalen Integration-Sitzung recht turbulente und intensive Szenen abspielen, in denen geschrien, geweint, aber auch immer wieder gelacht wird, während der Therapeut mit seinen Händen, Fingern und Ellenbogen den Körper bearbeitet, oder seinen Klienten einfach schaukelt und wiegt wie ein kleines Kind und dabei mit ihm spricht.

Dem Licht im Beispiel der Sonnenblume könnte bei der Posturalen Integration die *intellektuelle Klärung* der körperlichen und emotionalen Verhärtungen entsprechen. Der Therapeut erörtert mit seinem Klienten die Ursachen und entwickelt gemeinsam mit ihm neue Strategien, Einstellungen und Verhaltensmuster.

Für Jack Painter, den Initiator der Posturalen Integration, ist es dabei sehr wichtig, daß der Prozeß der Veränderung auf allen drei Ebenen (Körper, Gefühl, Verstand) *gleichzeitig* vonstatten geht. Er hält es für falsch, würde man zum Beispiel zunächst nur den Körper behandeln, und dann erst später – oder gar bei einem anderen Therapeuten – die psycho-emotionale Seite bearbeiten. Auch in der Körperarbeit selbst ist dieser Grundsatz der Balance wichtig. Während das Rolfing (siehe dort) von außen nach innen arbeitet, Reich (siehe Orgontherapie) sich von oben nach unten bewegt und die Bioenergetik (siehe dort) eher den umgekehrten Weg einschlägt, setzt PI auf Gleichzeitigkeit. Zumindest muß der Therapeut dieses Prinzip bei seiner Arbeit stets vor Augen haben, auch wenn er sich an ein bestimmtes programmatisches Vorgehen hält. Denn auch PI hat einen Behandlungsplan: er beginnt mit dem äußeren Schutzwall, öffnet dann den inneren und geht zum Kern. Die ersten fünf bis acht Sitzungen gelten dem Öffnen der Körperpanzerungen und die letzten »Sessions« (so heißt das Insider-Wort für eine Behandlung) zielen auf die Reintegration der Persönlichkeit.

Bei der Arbeit versucht der Therapeut sich ganz auf die Bedürfnisse des Klienten einzustimmen. Oft liegt man auf dem Massagetisch. Aber es kann genauso geschehen, daß man breitbeinig auf dem Boden steht und dabei mit dem Fuß aufstampft, während der Therapeut am Rücken arbeitet.

In einer PI-Sitzung sind Kleidungsstücke hinderlich, weil sie beim tiefen Arbeiten stören.

Wann und für wen es geeignet ist:
Für Menschen jeden Alters, besonders für solche, die unter Dauerstreß und hohen beruflichen Anforderungen stehen. Grundsätzlich für alle, die mehr über sich und ihren Körper erfahren wollen. Da es sich sich bei der PI um eine intensive, tiefe und ganzheitliche Körperarbeit handelt, ergibt es sich von selbst, daß man einen »Führer« benötigt, um an verdrängtem und vergessenem Material zu arbeiten. Aber einige der Übungen des PI sind durchaus auch allein durchführbar und bringen zumindest eine Erleichterung.

Zur Veranschaulichung eine *Übung* von Jack Painter: »Legen Sie sich mit entspanntem Rücken und Nacken auf den Boden. Beugen Sie die Knie. Ist Ihr Rücken hohl, stemmen Sie die Knie mit Hilfe eines Kissens so hoch, daß der Rücken flach aufliegt. Ist der Nacken gewölbt, legen Sie ein kleines Buch unter den Kopf.

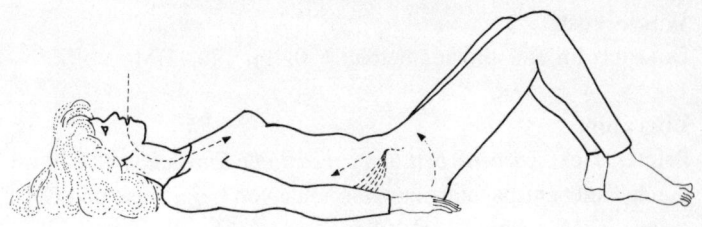

Abb. 3: Eine Posturale Integration-Übung.

Stellen Sie sich die äußeren Hauptmuskeln um das Becken (Bauch, Gesäß, Schenkel) voll und weich vor. Beugen Sie nun die Schambeinknochen in Richtung zum Knie, wobei Sie nur die innere Kraft des Psoas (Lendenmuskel – Anm. d. Autoren) benützen. Atmen Sie ein, während sich der Bauch streckt und das Kinn anhebt. Rollen Sie sich hoch. Entspannen Sie den Psoas und legen Sie Ihren Rücken wieder flach hin, ohne dabei die Bauchmuskeln zu benützen. Diese Stellung (...) hilft Ihnen, im Gleichgewicht zu bleiben, wenn Sie den Körper vom Becken her bewegen. Nun verstärken Sie die Geschwindigkeit Ihrer Bewegungen und Ihrer Atmung, ohne sich dabei zu strecken. Wenn Sie mit dieser Bewegung und der Atmung spielen – mal schneller, mal langsamer, mal tiefer, mal flacher – können Sie ein gleichbleibend hohes Niveau an Auf- und Entladung erreichen. Es entsteht eine zarte Vibration oder ein zartes Strömen in Ihrem ganzen Körper. Wenn Sie dieser Energie folgen, können Sie stöhnen, weinen, schreien, jeder nur möglichen Fantasie und jedem Geschmack nachgehen. Sie bleiben aufmerksam und müssen sich nicht anstrengen, um ein Ziel zu erreichen.« (*Körperarbeit und persönliche Entwicklung,* S. 107f)

Wie lange es dauert:
Eine Posturale Integration-Sitzung dauert ein bis zwei Stunden. Es wird empfohlen, mindestens 10 bis 20 Sitzungen zu machen.

Was es kostet:
Der Preis für eine Sitzung beträgt 100.- bis 120,- DM.

Literatur:
Painter, Jack: *Körperarbeit und persönliche Entwicklung*. Wie wir durch Tiefenentspannung zur Harmonie von Leib, Seele und Geist gelangen. München: Kösel 1984.
»Integration« Zeitschrift für ganzheitliches Wachstum. Herausgegeben von der Gesellschaft für Posturale Integration (Adresse siehe Anhang S. 171).

REBALANCING
Die »spirituelle« Bindegewebsmassage

Kurzinformation:
Rebalancing ist die dritte tiefe Bindegewebsbehandlung, die hier vorgestellt wird. Was die Manipulation des Körpers betrifft, unterscheidet sie sich kaum vom Rolfing oder von der Posturalen Integration. Das Rebalancing integriert viele therapeutische Ansätze (ähnlich der Posturalen Integration) und rundet die Behandlung durch Haltungsübungen ab. Der wichtigste Unterschied aber liegt im philosophischen Hintergrund: Rebalancing ist eine »Rajneesh-Therapie«.

Zum Namen:
»Rebalancing« (englisch) bedeutet »Wiederherstellung des natürlichen und ursprünglichen Gleichgewichtes«. Zugrunde liegt Ida Rolfs Gedanke der optimalen Schwerelinie (siehe Rolfing), um die ein natürlicher Körper »ausbalanciert« ist.

Zur Geschichte:
1982 entstand in den USA im Staate Oregon eine der größten spirituellen Kommunen der Neuzeit. Initiator und Mittelpunkt war Bhagwan Shree Rajneesh, der aus Indien stammt und schon Jahre

zuvor als »Sex-Guru« und unbequemer Redner für Schlagzeilen sorgte.

Eines der Kernstücke der spirituellen Kommune, in der regelmäßig drei- bis fünftausend Sannyasins, bei großen Veranstaltungen zwölftausend und mehr Menschen zusammen lebten, war die RIMU (Rajneesh International Meditation University). Wie schon der Name nahelegt, lehrte man vor allem die Kunst der Meditation. Aber – so Rajneesh – Meditation ist erst möglich, wenn der Mensch seine frühkindlichen Neurosen abgebaut hat. Also brauchte es gute Therapeuten, die die Grundarbeit leisteten. Alle bestehenden therapeutischen Verfahren der damaligen Zeit wurden an der RIMU gelehrt: Rebirthing, Bioenergetik, Gestalt, Rebalancing und Rolfing (siehe dort und in Worterklärungen). Dabei kam es mit den etablierten Organisationen Ida Rolfs, und später auch mit Jack Painter, zu Differenzen, und die RIMU löste urheberrechtliche Fragen, indem sie ihre Bindegewebsmassage »Rajneesh Rebalancing« nannte. Aber – wie schon erwähnt – es ist nicht nur ein neuer Name im alten Kleid. Rebalancing betont wie viele andere Verfahren den ganzen Menschen, ganz besonders jedoch die spirituelle Dimension.

Heute gibt es einige hundert qualifizierte Rebalancer, die in der Zwischenzeit ihre Ausbildung nicht mehr in Oregon machen, sondern in Poona; denn Bhagwan Shree Rajneesh lebt seit 1986 wieder in Indien.

Was dahinter steht – die Theorie:

Wie Ida Rolf geht die Rebalancing-Theorie davon aus, daß der Körper durch die Knochen aufrecht gehalten wird. Sie bilden ein Gerüst, wobei alle Teile um eine vertikale Achse so angeordnet sind, daß sie im Sinne der Gravitation eine optimale Position einnehmen. Muskeln und Bindegewebe fungieren als dehnbare Teile, ähnlich wie bei einem Zelt, das durch Stangen gehalten wird, die ihrerseits durch Schnüre und Leinen in ihrer Stellung fixiert werden. Drückt man auf eine beliebige Stelle des Zeltes, so verbreitet sich der Druck über die gesamte Konstruktion, ja die Belastung kann an einer anderen Stelle so groß werden, daß das Zelt zusammenbricht. Übertragen auf den menschlichen Körper bedeutet dies, daß jede

Belastung an einer Stelle immer Auswirkung auf den ganzen Organismus hat. Schont man nach einer Verletzung das »kranke« Bein und verlagert sein Körpergewicht auf das andere, das »gesunde«, muß man gleichzeitig, um die Balance zu halten, bestimmte Muskeln des Beckens, des unteren Rückens und des Nackens stärker beanspruchen. Wird diese neue Haltung zur Gewohnheit, wird die Muskelspannung chronisch und der Organismus »zementiert« die neuen Verhältnisse, indem er entsprechende Muskeln und Bindegewebe »nachschiebt«.

Veränderungen der natürlichen Körperstruktur haben ihre Ursache – wie schon öfter erwähnt – in frühkindlichen Störungen. Sie werden entwickelt, um psychische Impulse, zum Beispiel verbotene Wünsche, zu unterdrücken. Die Haltung wird zum Ausdruck der Seele. Der Körper spiegelt die Lebensgeschichte des einzelnen, seinen Charakter und seine Persönlichkeit.

Bereits Jack Painter, der Urheber der Posturalen Integration, hatte das »Dogma der idealen Körperlinie« kritisiert. Man könne nicht automatisch auf eine Idealform hinarbeiten, sie sei nicht für jeden Menschen in gleicher Weise verbindlich. Das Rebalancing geht noch einen entscheidenden Schritt weiter: Es erkennt in der abweichenden Körperhaltung nicht nur eine Pathologie des Gesunden und Natürlichen, hinter der sich der eigentliche Mensch versteckt, sondern erahnt darin auch die geniale Schöpfungskraft der individuellen Psyche. Das hat Konsequenzen: der Rebalancer muß sich zunächst in den Körper seines Klienten hineinversetzen und verstehen, warum er gerade diese Form der Abweichung von der Schwerelinie gewählt hat, bevor er an die Arbeit gehen kann. Mit anderen Worten: der Rebalancer sucht im Bezugssystem des Klienten nach Alternativen und vergleicht ihn nicht mit einem absoluten Maß. Diesem Eingehen auf die individuelle Lebensgeschichte und auf den besonderen Lebensraum des Klienten, sowie den praktischen Konsequenzen für die Therapeutische Arbeit, sind wir bereits in der Hakomi-Psychotherapie (siehe dort) und in Gerda Boyesens Überlegungen (siehe Biodynamische Psychotherapie) begegnet. So betrachtet ist es oft falsch, Muskel- oder Bindegewebsverformungen einfach durch tiefe Eingriffe im Körper zu »brechen«, sondern man kann nur langsam positive Alternativen entwickeln, die in das System des Klienten integrierbar sind.

Im spirituellen Überbau der Rebalancing-Methode tritt dies noch deutlicher zutage. Nach Bhagwan Shree Rajneesh ist »Liebe« die wichtigste Voraussetzung therapeutischen Handelns. Gemeint ist damit die Achtsamkeit und die Aufmerksamkeit des Therapeuten für seinen Klienten. Ein Therapeut, der seine eigenen Vorstellungen über seinen Klienten stülpt, vernachlässigt dieses Prinzip. Eine Rebalancing-Behandlung läuft daher auch nicht nach einem festen Muster ab, sondern nach den Erfordernissen des Augenblicks. Natürlich läßt man auch viel Raum für Gespräche, damit die neuen Haltungen – körperliche wie psychische – auch einsichtig integriert werden können.

Diese liebevolle Dimension therapeutischen Handelns zeigt sich auch darin, wie man mit dem Schmerz arbeitet. Man kann zwei Arten von Schmerzen unterscheiden: angenehme und unangenehme. Wenn man sich eines Körperteils durch Berührung wieder bewußt wird, ihn sozusagen zum Leben wiedererweckt, kann das als leichter, lustvoller Schmerz empfunden werden. Unangenehm wird der Schmerz erst dann, wenn er die »Lustschwelle« überschreitet, das heißt, die Empfindung vom Körper nicht mehr absorbiert und verarbeitet werden kann. In einer Rebalancing-Sitzung wird gerade entlang dieser Schwelle gearbeitet.

In der Zwischenzeit nehmen auch andere Körpertherapien, die von ihrer Theorie her den Schmerz als ein notwendiges Durchgangsstadium betrachten, für sich in Anspruch, »am Schmerz entlang zu arbeiten«. Ja, sie halten es zum Teil sogar für möglich, auf schmerzhafte Massage ganz verzichten zu können. Aber es ist sicher auch ein Verdienst des Rebalancing, daß heute sanftes und auf die individuelle Persönlichkeit ausgerichtetes Arbeiten stärker betont wird.

Ergänzt wird die Arbeit am Bindegewebe, an Muskeln und Gelenken und die Aufdeckung physischer und psychischer Muster durch eine Bewegungsschulung. Diese Bewegungsschulung hat sehr viel Ähnlichkeit mit der Alexander-Technik und der Eutonie (siehe dort).

Auch das Bewußtsein für den eigenen Körper, wie man ihn auf einfachere und mühelosere Weise gebrauchen kann, wird durch die Behandlung gesteigert. Diese Gesichtspunkte sind wiederum sehr ähnlich der Hakomi-Therapie (siehe dort).

Ein Rebalancer wird nichts dagegen einwenden, wenn man ihn einen Eklektiker nennt. Er weiß, daß alles, was er methodisch macht, nur sekundärer Natur ist. Wichtig ist vor allem der liebevolle Energiefluß zwischen ihm und seinem Klienten.

Wie es gemacht wird – die Praxis:
Eine Rebalancing-Sitzung unterscheidet sich von einer Rolfing- oder Posturalen Integration-Behandlung nur in Kleinigkeiten: Zum ersten spricht der Rebalancer mehr mit seinem Klienten und versucht dabei, stärker auf ihn einzugehen. Zweitens benützt er, wie bereits erwähnt, mehrere Techniken. So kann es sein, daß man in einer Rebalancing-Sitzung eine neue Haltung lernt oder einige Übungen erfährt, die man auch zu Hause weiterführen kann. Oder man vereinbart eine reine »Energiesitzung«, bei der es nur um den reinigenden Atemstrom geht, der durch bewußte Führung an verspannte Körperstellen gelenkt wird. Am wenigsten unterscheidet sich die Massage selbst. Man liegt auf dem Massagetisch, während der Rebalancer den Körper nach Verspannungen und Haltungsdeformationen absucht, um an ihnen zu arbeiten.

Was erreicht werden soll – das Ziel:
Eine Rebalancing-Therapie baut Verspannungen ab und hilft Haltungsschäden zu korrigieren. Dabei wird ein Rebalancer für sich selbst als Ziel formulieren, die individuellen Bedürfnisse seines Klienten zu erspüren und ihn bei ihrer Verwirklichung zu unterstützen. Damit unterscheidet er sich grundsätzlich nicht von einem anderen Therapeuten. Höchstens in der Erörterung spiritueller Fragen und Einsichten wird er vielleicht andere Wege weisen können. Aber: der Klient muß für solche Gespräche bereit und offen sein.

Wann und für wen es geeignet ist:
Auch hier gibt es wenig Unterschied zu den anderen Bindegewebsmassagen. Natürlich werden besonders »Sannyasins« zu einem Rebalancer gehen, weil sie sich bei ihm auch in ihrer spirituellen Suche
verstanden fühlen. Eine Rebalancing-Behandlung ist jedoch nicht
nur für spirituell Suchende geeignet. Ein guter Rebalancer versteht
sein Handwerkszeug genauso wie jeder andere Körpertherapeut.

Wie lange es dauert:
Eine Sitzung dauert ein bis zwei Stunden. Es ist günstig, mehrere
Sitzungen zu vereinbaren und sie im Abstand von höchstens einer
Woche durchzuführen. Eine Folge von zehn Sitzungen dürfte ein
gutes Mittelmaß sein.

Was es kostet:
Eine Rebalancing-Sitzung kostet 80.- bis 130.- DM.

Literatur:
Über das Rebalancing selbst ist keine Veröffentlichung bekannt,
allerdings gibt es in den verschiedenen Sannyas-Magazinen und na-
hestehenden Zeitungen immer wieder Beiträge zum Rajneesh Rebalancing. Zum Beispiel:
Liebermeister, R.: »Rebalancing, eine neue Form von Körperarbeit«. In: *Therapie und Heilkunst*, Sonderband 1987/88, Connec-
tion München.

3. Massage

Das Wort Massage umfaßt einen weiten Bereich verschiedener Techniken, von der medizinischen Massage, bei der auch hochkomplizierte Geräte zum Einsatz kommen, bis zur »Healing- Massage«, bei der die magnetischen und medialen Kräfte eine entscheidende Rolle spielen. Man sollte nicht verschweigen, daß es auch noch die sogenannte Sex-Massage, oder feiner gesagt, die »Entspannungs-Massage« gibt. Sie ist vor allem deswegen wichtig, weil ihre Existenz ganz wesentlich dazu beigetragen hat, den Ruf aller anderen Massagen zu verderben!

Zu einer Massage braucht es immer mindestens zwei Personen, den Masseur und den Klienten. Daß es nicht immer ein ausgebildeter und trainierter Spezialist zu sein hat, kann man im Abschnitt »Partnermassage« erfahren.

Zum Namen:
Das Wort »Massage« entstammt dem griechischen Wort »Masso« (ich knete). Aber auch zum Arabischen gibt es eine Verbindung: »Mass« heißt dort »sanft Drücken«. Unter Massage fallen so viele unterschiedliche Tätigkeiten, daß man eigentlich immer sofort nachfragen sollte, welche Massage gemeint ist. Denn erst durch ein Beiwort wie »Schwedische« Massage, »Polarity«-Massage, »Fußreflexzonen«-Massage, weiß man, was dabei wirklich gemacht wird.

Zur Geschichte:
Aus der klassischen Antike wissen wir, daß sehr viel massiert wurde. Zum berühmten griechischen oder römischen Bad gehörte eine Massage. Im fünften Jahrhundert vor Christus ermahnte Hippokrates (460 bis 377 vor Christus) seine Kollegen, die Technik der Massage zu erlernen und Galen (129 bis 199 nach Christus,

Leibarzt des Kaisers Mark Aurel) schrieb ein ganzes Buch zu diesem Thema. Plutarch, griechischer Philosoph und Historiker (50 bis 125 nach Christus) wußte »Intimes« über einen prominenten Römer: Cäsar (100 bis 44 vor Christus) hatte von einem seiner Mitarbeiter regelmäßig Massagen erhalten.

Bis ins Mittelalter hinein gab es dann allerdings niemanden, der es wagte, sich massieren zu lassen. Der Grund: Massage wurde anrüchig! Man hielt sie für einen erotischen Ausrutscher. Ihr therapeutischer Gehalt wurde verkannt. Erst Ende des 16. Jahrhunderts entdeckten französische Ärzte wieder die Bedeutung der Massage. Aber es war ein Schwede, Henri Peter Ling, der um 1800 einen Antrag an die Regierung seines Landes stellte, seine »schwedische Massage« rechtlich als medizinische Behandlung anzuerkennen. Vergeblich! Dabei hatte er ein äußerst differenziertes System aller Behandlungsschritte vorgelegt. Erst später, durch den Einfluß seiner prominenten Klienten, gab die schwedische Regierung und Ärzteschaft nach. So wurde die »Ling'sche oder schwedische Massage« eine rechtmäßige medizinische Behandlung – wenigstens in Schweden. Erst einige Jahre später drang die Kunde dieser Massage-Technik ins übrige Europa. Heute ist zumindest die medizinische Massage (ein anderer Name für die schwedische Methode) überall anerkannt. Ärzte verschreiben in der Regel zehn Sitzungen. In Kuren gehören sie fest zum Programm, und Krankenkassen bezahlen sie. In öffentlichen oder privaten Bädern und Saunen kann man jederzeit eine Massage erhalten.

Daneben fand in jüngerer Zeit eine wichtige Renaissance der Massage in den USA statt. In Esalen, einem kleinen Ort am herrlichen Pazifikstrand Kaliforniens (Big Sur) steht die Wiege einer therapeutischen, besonders körperorientierten Bewegung. Dort traf sich in den fünfziger und sechziger Jahren alles, was in der therapeutischen Szene einen Namen hatte – oder sich einen machen wollte: Fritz Pearls (siehe Gestalt in Worterklärungen), Ida Rolf (siehe Rolfing), Alexander Lowen (siehe Bioenergetik), Jack Painter (siehe Posturale Integration), Bateson und Capra, zwei wichtige Vordenker der neuen Zeit, und George Downing (siehe Partnermassage), um nur einige dieser therapeutischen und philosophischen Berühmtheiten zu nennen. Sie alle fühlten sich dem neuen Zeitgeist verbunden, der in den Schlagworten »human potential movement« oder »human growth movement« seinen Ausdruck fand. (Am besten übersetzt man es mit »humanistische Wachstumsbewegung« oder »Bewegung zur Entwicklung menschlicher Potentiale«.)

Was dahinter steht – die Theorie:
Die theoretischen Konstruktionen der verschiedenen Massage-Techniken und ihre Hintergrundphilosophien sind genauso vielfältig wie die Ausführungen in der Praxis. Grundsätzlich kann man von einer theoretischen Unterscheidung in drei Gruppen von »handheilenden Techniken« ausgehen:
1. Systeme, die auf dem Körperbau basieren und vornehmlich Knochen, Muskeln und Bindegewebe manipulieren und dadurch zueinander in Beziehung setzen (schwedische Massage, medizinische Massage, Chiropraktik [siehe Worterklärungen], Rolfing). Diese Verfahren sind alle westlichen Ursprungs.
2. Systeme, die auf Energie basieren. Sie gehen von der Annahme aus, daß der menschliche Körper von Energiebahnen durchzogen wird, die die einzelnen Organe miteinander verbinden. Wie an anderer Stelle (siehe asiatische Methoden) erwähnt, heißt zum Beispiel die Energie in Japan »Ki« und in Indien »Prana«. Durch Manipulation sollen diese Energien zum Fließen gebracht werden. Beispiele für solche Energie-Massagen sind: Shiatsu, Akupressur, Aku-Yoga (siehe dort), die alle östlichen Ursprungs sind.
3. Kombinierte Systeme suchen eine Verbindung östlicher und westlicher Strömungen. Beispiele sind die Polarity-Massage und die Partnermassage (siehe dort).
Oft werden auch die Methoden Rolfing, Posturale Integration, Aku-Yoga, Akupressur (siehe dort) unter dem Oberbegriff »Massage« zusammengefaßt, weil bei all diesen Verfahren mit den Händen manipuliert wird. Im folgenden werden wir aber nur solche Massageverfahren vorstellen, die dem allgemeinen Verständnis von Massage entsprechen.

SCHWEDISCHE MASSAGE
Heilende Hände

Wer von seinem Hausarzt eine Massage verschrieben bekommt, geht zu einem staatlich anerkannten Masseur. Hat er Pech, erfährt er dort nur einen Bruchteil davon, was eine gute Massage wirklich leisten kann. Denn solche Massagen werden meisten schnell, unpersönlich und ohne jede Atmosphäre durchgeführt.

»Guten Tag, Rücken frei, legen Sie sich in Kabine 8, und warten Sie! Ich komme gleich!«

Dann liegt man da und wartet auf seine Behandlung. Vielleicht erhält man noch einen wärmenden Kasten über den Rücken gestülpt oder eine Fangopackung aus Heilerde. Es wird heiß und man weiß nicht, ob man vergessen wurde. Dann endlich kneten berufene Finger über den Rücken. Sicher, man spürt den Fachmann, aber was behandelt wird, sind Knochen, Muskeln, Bindegewebe – sonst nichts.

Die Ursache dafür liegt nicht in der Unfähigkeit des Masseurs, sondern am gesamten System medizinischer Fürsorge. Massagen werden von der Krankenkasse nicht übermäßig hoch bezahlt. Der Masseur muß daher viele Massagen durchführen und kann dabei auf über zwanzig Sitzungen am Tag kommen. Das muß man sich vorstellen: zwanzig verschiedene Körper, in denen zwanzig ganz verschiedene Lebensgeschichten eingewoben sind!

Wer Glück hat, trifft einen Masseur, der noch nicht überlaufen ist, oder der noch mehr an der Massage als am Umsatz interessiert ist. Natürlich kann man auch mehr – oder alles – selbst bezahlen, um sich so in den Genuß einer richtigen Körpermassage zu bringen.

Dann knetet, streichelt, reibt, klopft und schüttelt der Masseur den Körper oder einzelne Glieder, und bald versinkt man in ein wohliges Glücksgefühl, das durch einen vorhergehenden Saunagang noch gesteigert werden kann.

Wie es gemacht wird – die verschiedenen Techniken im einzelnen:

• *Effleurage (Streicheln)*: Lange, zum Mittelpunkt hinstrebende Bewegungen, die oberflächlich oder tief sein können. Sie bewirken eine bessere Durchblutung der betroffenen Gebiete.

• *Petrissage (Knetung)*: Hier werden die Muskeln gezupft, angehoben und gerollt, gepreßt und gezerrt. Dadurch werden die tiefer liegenden Blut- und Lymphgefäße angeregt.

• *Friktion (Reibung)*: Dies ist eine kreisförmige Rollbewegung bei der Behandlung der Gelenke und hervorstehenden Knochenteile. Sie löst Gewebeverwachsungen, fördert das Auflösen von Ergüssen und bringt Erleichterung bei Stauungen.

• *Tampotement (Klopfen)*: Eine Technik, die auf die verschiedensten Arten ausgeführt werden kann: kurze und abgehackte Schläge, Klapsen, Klopfen, Klatschen und Schröpfen. Es regt die Muskeln an und wirkt zugleich beruhigend, aber auch anregend auf die Nerven.

• *Vibration (Schwingungen)*: Bei ihr wird mit der ganzen Hand oder den Fingern eine zitternde Bewegung des Gewebes ausgelöst. Auch diese Variante hat eine anregende Wirkung auf das Nervensystem. Bauchvibrationen regen den Magen, die Eingeweide und andere Verdauungsorgane an.

Eine gute Massage ist mit der reinen Körperbehandlung noch lange nicht zu Ende, sondern man »ruht nach«, und das mindestens zwanzig Minuten lang – eingehüllt in weiche Decken. Auch diesen »Luxus« kann sich ein Masseur, der nur einen Liegetisch besitzt, nicht leisten – draußen wartet der nächste.

Die »Liege« darf übrigens kein Sofa und kein Bett sein, und erst recht findet eine gute Massage nicht auf dem Boden statt. Es braucht einen harten Massage-Tisch. »Tisch« deswegen, weil er ungefähr so hoch ist (ungefähr 80 cm) wie ein richtiger Tisch. Der Masseur muß um seinen Klienten herum gehen und, ohne sich zu bücken, arbeiten können. Die Unterlage soll gepolstert sein, aber nicht zu viel nachgeben, damit er den richtigen Druck ausüben kann. Man sollte auch darauf achten, daß der Masseur für eine neue Massage das Laken, auf dem man liegt, wechselt, und ob er sich nach der

Massage die Hände reinigt. Tut er das nicht, sollte man auf eine weitere Massage bei ihm verzichten.

Was erreicht werden soll – das Ziel:
Eine schwedische Massage reduziert die Folgen von Streß, gleicht einseitige, berufsbedingte Haltungsgewohnheiten aus, reinigt den Körper von Verschlackungen, erfrischt ihn und schafft wohlige Zufriedenheit. Auch bei bestimmten Unfallfolgen helfen Massagen, um die Beweglichkeit rascher zurückzuerlangen.

Wann und für wen es geeignet ist:
Wer sich einen Termin für eine medizinische Massage geben läßt, hat meistens einen bestimmten Grund: er hat Muskel- oder Gelenkschmerzen, fühlt sich – was Knochenbau und Muskeln angeht – nicht »fit«. Eine Massage verspricht hier Erleichterung, und nach einem »Paket« von fünf bis zehn Sitzungen können die Beschwerden völlig verschwunden sein. Jeder kann sich eine Massage geben lassen. Es gibt allerdings einige Einschränkungen. Im Zweifelsfalle sollte man mit einem Arzt darüber reden. Frauen, die schwanger sind, sollten dem Masseur zuvor Bescheid sagen.
Es gibt auch Menschen, die auf Berührung mit Angst reagieren. Für sie ist eine Massage eher eine Qual als eine Erleichterung. Solche »Berührungsstörungen« sollte man zunächst mit einem Therapeuten besprechen.

Wie lange es dauert:
Eine Massage dauert zwischen zwanzig Minuten (verordnet und von den Krankenkassen bezahlt) und einer Stunde (Selbstbezahlung), die anschließende Entspannungsphase von mindestens zwanzig Minuten nicht mitgerechnet. Es empfiehlt sich, entweder regelmäßig (pro Monat einmal) eine Massage zu machen, oder eine Serie von fünf bis zehn Sitzungen zu vereinbaren.

Was es kostet:
Wird die Massage von einem Arzt verschrieben und von einem staatlich anerkannten Masseur durchgeführt, bezahlt die Krankenkasse.

Will man mehr, muß man für eine Massage zwischen 30.- DM (»das Nötigste«) und 80.- DM (»das Feinste«) ausgeben.

Literatur:
Lawrence, D. Baloti und Harrison, Lewis: *Das Massage Buch.* Berlin: V. Kretschmer 1985.
Lidell, Lucinda / Thomas, Sara / Beresford-Cooke, Carola / Porter, Anthony: *Massage*. Anleitung zu östlichen und westlichen Techniken. Partnermassage, Shiatsu, Reflexzonenmassage. München: Mosaik 1985.

FUSSREFLEXZONENMASSAGE
Heilung durch die Füße

Kurzinformation:
Bei der Fußreflexzonenmassage werden nur die Füße, und davon am stärksten die Sohlen, behandelt. Man drückt mehrere Male auf bestimmte Punkte und wirkt dabei – sozusagen über eine »Fernleitung« – auf die Organe und Gewebe im Körper ein.

Zur Geschichte und zum Namen:
Die Fußreflexzonenmassage stammt aus den USA. Ungefähr zur Jahrhundertwende berichteten Ärzte (Edwin Bowen, George Starrwhite, William H. Fitzgerald) über eine »Entdeckung«. Sie hatten beim Abtasten der Füße ihrer Patienten regelmäßig körniges Gewebe unter der Haut gespürt, das sie durch Massieren abbauen konnten. Erstaunlicherweise verringerten sich dabei auch ganz andere Beschwerden, was die Ärzte dazu veranlaßte, eine Verbindung (Reflex) zwischen Organen und Fußsohle – via Nervenbahnen – zu postulieren. Sie nannten ihre Methode »Fußreflexzonentherapie«. In der Fachwelt stießen sie auf Ablehnung, weil man keinen medizinischen Beweis erbringen konnte. In alternativen Kreisen aber fand die Fußreflexzonentherapie rasch Verbreitung und erreichte in den sechziger Jahren auch Europa.

Was dahinter steht – die Theorie:

Edwin Bowen, George Starrwhite, William H. Fitzgerald entwikkelten die Theorie, daß über den ganzen Körper ein Zonensystem verteilt ist, das aus zahlreichen Punkten besteht. Jeder Punkt ist mit verschiedenen Körpergeweben und Organen verbunden. Das engste Netz befindet sich auf den Fußsohlen. Diesem Fußnetz widmeten die drei Ärzte ihre Aufmerksamkeit. Sie entdeckten, daß der gesamte menschliche Körper mit all seinen Organen auf beiden Fußsohlen eine Entsprechung hatte. Die großen Zehen zum Beispiel stehen in Verbindung mit dem Schädel und dem Gehirn. Die Augen haben ihre entsprechende Zone unterhalb der mittleren Zehen, die Ohren »befinden« sich unterhalb der kleinen Zehen. Das Herz erreicht man über einen Bereich nahe beim linken Fußballen, und die Leber ist an der gleichen Stelle, aber im rechten Fuß. Ziemlich genau im Zentrum der Fußsohlen befindet sich – in beiden Füßen – eine Partie, die mit den Nieren verbunden ist. Wenn sich an einer Stelle Granulat (Harnsäureablagerungen) absetzt, sind die betreffenden Organe krank. Löst man diese Körnung durch entsprechende Massage auf, behandelt man auch das entsprechende Organ: Hat jemand Kopfschmerzen, reibt man die beiden großen Zehen und braucht keine Schmerztabletten mit ihren fatalen Nebenwirkungen. Dieses in den USA entwickelte Verfahren hat eine ganz entscheidende Entsprechung im Shiatsu und der Akupressur (siehe dort), die aus Asien stammen. Dennoch beanspruchen die Autoren eine eigenständige Urheberschaft. Mit Recht, zumindest was die Lokalisierung sämtlicher Endpunkte auf den Fußsohlen betrifft; denn bei den asiatischen Verfahren liegen die Stellen über den ganzen Körper verteilt.

Wie es gemacht wird – die Praxis:

Obgleich unsere Füße täglich eine unglaubliche Leistung vollbringen, führen sie ein recht stiefmütterliches Dasein. Man muß sich nur vergegenwärtigen, wieviel Gewicht auf ihnen täglich zwölf Stunden und mehr lastet. Dabei sind sie die meiste Zeit in eine Lederhaut eingepfercht, und oft verlangt die Mode noch zusätzliche Opfer.
Ob man nun – was ja umstritten ist – über die Füße alle anderen

Organe erreicht oder nicht, eines steht jedenfalls fest: der ganze Körper steht auf ihnen, und so sollte man ihnen wirklich öfters dafür danken, indem man sie pflegt – und massiert.

Die Fußreflexzonentherapie führt man entweder an sich selbst durch, indem man abwechselnd einen Fuß über das andere Knie legt und die Sohlen massiert, oder man läßt sich eine Massage bei einem Fachmann geben. Eine gute Fußmassage ist wirklich ein Genuß und man sollte ihn sich wenigstens dann und wann gönnen, auch wenn das Verfahren in der Selbstanwendung relativ einfach ist. Bei Beschwerden in einem bestimmten Körperbereich bearbeitet man natürlich besonders die entsprechende Organzone. Aber – und das ist wichtig – man soll immer auch die ganze Fußsohle durchmassieren, und zwar nicht nur eine, sondern beide. Besonders der Nierenbereich braucht viel Zuwendung, weil die entsprechende Massage die Nierentätigkeit anregt, und diese wiederum das Granulat in der Sohle abbaut.

Was die *Stärke des Drucks* angeht, kann man sich ganz auf sein Gefühl verlassen. Man braucht nur mit seinen beiden Daumen die Fußsohlen abzutasten, wobei man mit einem sanften Druck beginnt und ihn solange verstärkt, bis wirklich ein unangenehmer Schmerz auftritt. Die richtige Druckstärke liegt *vor* diesem Punkt, an dem es schmerzt. Man drückt mit dem Daumen und führt dabei ganz leicht kreisende Bewegungen aus, als wolle man tatsächlich etwas aus den Füßen herausreiben.

Man kann die Fußreflexzonenmassage auch zur *Diagnose* einsetzen. Wenn man seine Füße massiert, kann man entdecken, daß bestimmte Zonen schneller und stärker schmerzen als andere. Gemäß der Fußsohlenreflextherapie bedeutet dies, daß auch das entsprechende Organ in Mitleidenschaft gezogen ist, auch wenn man davon bewußt noch gar nichts bemerkt hat. So kann eine starke Schmerzempfindlichkeit am Hals der großen Zehe auf eine aufkommende Erkältungskrankheit im Rachenraum hinweisen. Eine rechtzeitige entsprechende Behandlung durch verstärkte Massage an dieser Stelle kann dann helfen, die Erkältung zu vermeiden. Dieses Fußdiagnoseverfahren war bei orientalischen Ärzten übrigens schon seit Jahrtausenden bekannt.

Es gibt heute auch Rollen und Schuhe, die mit Zapfen versehen sind, durch die man seinen Füßen eine Reflexzonenmassage zukommen lassen kann. Natürlich ersetzen alle diese Techniken niemals die Sensibilität von Händen.

Wie lange es dauert:
Eine Selbstbehandlung sollte zwanzig bis dreißig Minuten dauern. Auch hier ist eine anschließende Ruhepause wichtig. Übrigens hat die Fußreflexzonentherapie ähnlich wie Akupressur und Shiatsu den besonderen Vorzug, daß man sie auch zwischendurch ausführen kann. Natürlich nicht unter dem Tisch eines Drei-Sterne-Restaurants, aber sicher während einer kleinen Arbeitspause, beim Fernsehen oder als erholsame Unterbrechung einer anstrengenden, langen Autofahrt.
Bei Beschwerden ist eine ein- bis dreimalige Behandlung am Tag günstig. Als vorbeugende und aufbauende »Routine-Behandlung« reicht täglich eine fünfzehnminütige Massage.

Was erreicht werden soll – das Ziel:
Das Ziel der Reflexzonenmassage ist eine indirekte Stimulierung erkrankter Körperorgane mittels Fußmassage. Durch Druck auf bestimmte Fußpunkte werden korrespondierende Körperstellen angeregt – was den Abbau von Schadstoffen (Harnsäureablagerung) und damit eine Heilung bewirkt.

Was es kostet:
Natürlich kostet eine Selbstbehandlung mit Reflexzonenbehandlung nichts weiter als Zeit und Aufmerksamkeit. Allerdings braucht man eine Karte, aus der die Lage der Reflexzonen im Fußbereich ersichtlich wird. Man findet sie in einem Buch über diese Massage, es gibt sie aber auch als gesonderte »Landkarten«.

Literatur:
Kunz, Kevin und Barbara: *Das große Buch der Reflexzonenmassage*. Selbstbehandlung an Hand und Fuß. Genf: Ariston 1987.

POLARITY-MASSAGE
Das Plus- und Minus-Spiel

Kurzinformation:

Die Polarity-(Polaritäten-)Massage setzt im Körper Energiefelder voraus, die durch Berührung und Massage beeinflußt werden. Es ist eine Methode, die sowohl unmittelbar mit dem Körper und seinen harten und weichen Geweben arbeitet, als auch feinere energetische Prozesse berücksichtigt.

Zum Namen:

Polarität stammt von der Wortwurzel her aus dem Griechischen und Lateinischen. Es bedeutet: »gegensätzlich«, »entgegengesetzt wirkend«. Polaritäten-Massage bedeutet Berührung (Druck) entgegengesetzter (polarer) Energiezentren im Körper. Ein weiterer Name ist »Polarity-Energy-Balancing« (Ausgleich polarer Energien).

Zur Geschichte:

Berührung heilt! Das »wissen« Mütter genauso gut wie Liebende, und die Naturheiler »primitiver« Kulturen so gut wie ein moderner Magnetiseur.

Welche Prozesse auch immer dabei eine Rolle spielen – es besteht kein Zweifel, daß die menschliche Berührung über ein heilendes Kraftfeld verfügt. Noch vor fünfzig Jahren war in Europa der Gang zum Magnetiseur genauso häufig wie der zum praktischen Arzt – ja beide waren oft ein und die gleiche Person. Er renkte behutsam Knochenbrüche ein und stillte die akuten Schmerzen durch Auf- und Abstreichen über der Wunde, wobei er zwischendurch seine eigenen Hände kräftig ausschüttelte. Er reinigte sich von den negativen Energien, die er mit seinen Bewegungen aus dem kranken Körper aufgenommen hatte.

Heilung durch Berührung hat vor allem in den letzten zwanzig Jahren im Zeitalter des »New Age« eine wahrhafte Wiedergeburt erfahren. Es gibt zahlreiche Systeme und Schulen. Die bekanntesten sind »Touch for Health« und »Reiki« (siehe Worterklärungen). Auch die Polaritäten-Massage ist eine bereits um die Jahrhundertwende entstandene »Heilungs-Massage«. Der Begründer, Dr. Randolph Stone, geboren 1890 in Österreich, beschäftigte sich mit vielen Heilverfahren seiner Zeit, so auch mit Chiropraktik und Reflexzonenmassage (siehe dort). Er ging davon aus, daß der menschliche Körper aus mehr als nur aus Knochen, Muskeln, Geweben und Nerven besteht – nämlich einem Energie- oder Magnetfeld mit verschiedenen Zentren und Polen. Er entwarf über den Menschen eine ganze Magnetfeldkarte, die dem Masseur bei der Heilung den richtigen Weg weisen sollte.

Was dahinter steht – die Theorie:

Jeder aufrecht stehende Körper auf unserem Planeten ist mit seiner Basis dem Erdboden näher als mit seiner Spitze. Das hat zur Folge, daß er, was die elektrische Ladung betrifft, wie ein Magnet aufgebaut ist. Am Kopf befindet sich der positive Pol und an den Füßen befindet sich der negative.

Die Breite des menschlichen Körpers wird elektromagnetisch so erfaßt, daß die linke Seite negativ und die rechte positiv geladen ist. Um das ganze noch etwas komplizierter zu machen, ist der gesamte Körper in verschiedene Polaritätszonen unterteilt.

Zwischen diesen Polen fließt – so die Polarity-Massage – eine feinstoffliche Form elektromagnetischer Energie. Sie ist der »vitale Strom des Lebens und eine physiologische Realität des Körpers« (Gordon, R.: *Deine heilenden Hände*, S. 18). Es ist schwierig, den Beweis für diese Behauptung zu erbringen, und in Kreisen der Medizin stößt sie auch in aller Regel auf Ablehnung. Aber daß es diese »Lebenskraft« gibt – physikalisch meßbar oder nicht – behaupteten Denker aller Jahrhunderte: Im indischen Yoga heißt diese Kraft »Prana«, im japanischen Shiatsu »Ki«, in der chinesischen Akupunktur und Akupressur »Chi«. Hippokrates nannte sie »vis naturae« (»Lebenskraft der Natur«), bei Paracelsus wiederum hieß sie »Numia«. Alte alchemistische Schriften sprachen vom »vitalen Fluß«. Wilhelm Reich (siehe Orgontherapie) gab ihr einen neuen Namen: Orgon, und bei Alexander Lowen (siehe Bioenergetik) heißt sie »Bioenergie«. Noch andere Namen sind: »Licht«, »Odem«, »kosmische Energie«, »Äther«. Im heutigen Sprachge-

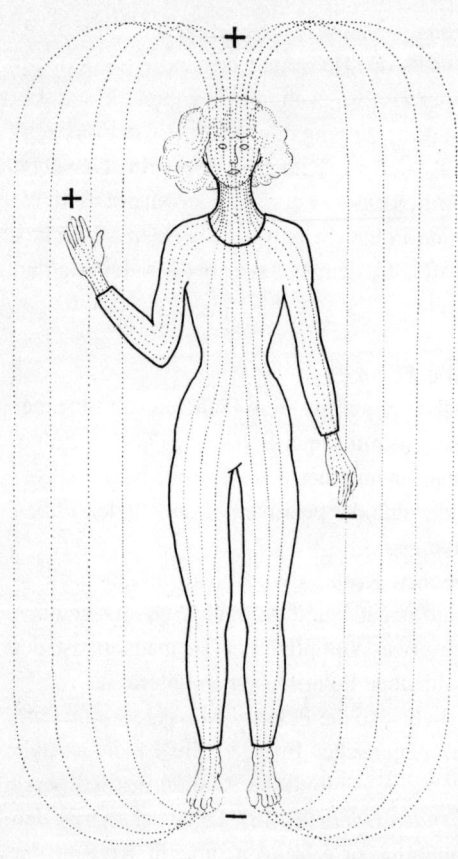

Abb. 4:
Die Unterteilung des
menschlichen Körpers
in Polaritätszonen

brauch ist sie zumindest umgangssprachlich fest verankert, denn
man sagt: »ich habe heute eine schlechte ›Energie‹!«
Diese Energie fließt nach Randolph Stone durch den Körper – und
zwar von Plus nach Minus –, als würde sie unsichtbaren Bahnen
folgen, und lädt dabei jede einzelne Zelle auf. Aber nur bei einem
gesunden Körper! Ist ein Organ erkrankt, wird an dieser Stelle die
Energie blockiert, es kommt zu einem Stau. Solche Blockierungen
entstehen durch geistige Faktoren (zum Beispiel Streß) genauso wie
durch Ernährungsfehler oder eine negative Lebenshaltung.

Was bewirkt werden soll – das Ziel:
Die Aufgabe des Polarity-Therapeuten oder -Masseurs ist es, Blokkaden und Stauungen zu lösen, damit die »Lebensenergie« zwischen positivem und negativem Pol frei fließen kann.

Wie es gemacht wird – die Praxis:
Um die Polaritäten-Massage richtig zu verstehen, muß man wissen, daß der Masseur in vielen Fällen den Klienten nicht berührt, sondern die Hände, nachdem er sie kräftig gegeneinander gerieben hat (er lädt sie mit Energie auf), über die Hautareale des Klienten hält – und damit die stärkste Wirkung auf den Energiefluß ausübt. Er kann aber auch leichten Druck auf die empfindlichen Kontaktpunkte ausüben, die – nach der Reflexzonentherapie (siehe dort) – mit den kranken Organen in Verbindung stehen. Manchmal wird der Körper des Klienten in bestimmte Stellungen modelliert, die den gleichen Zweck haben, nämlich: die Energiezentren anzuregen.

Will der Masseur zum Beispiel mit seiner Energie auf ein bestimmtes Organ abzielen, so bringt er seine rechte Hand, die positiv geladen ist, mit dem entsprechenden Areal auf der linken Seite des Patienten – die negativ geladen ist – zusammen. Seine eigene linke, negativ geladene Hand, legt er auf das entsprechende Areal auf der rechten – also positiven – Seite. Jetzt hat der Masseur plus und minus verbunden und gepolt. In elektro-technischer Sprache ausgedrückt hat er ein Spannungsgefälle zwischen plus und minus verstärkt und den Stromkreis geschlossen. Der Lebensstrom, Ki, Prana, kann den Körper des Klienten durchströmen.

Vor der eigentlichen Polaritäten-Massage ist es wichtig, daß der Klient sich tief entspannt, um so den Energiefluß im Körper zu erleichtern. Emotionale Ausgeglichenheit und eine tiefe Atmung sind geeignete Hilfsmittel, um die Wirkung zu verstärken. Bei dieser Massage erfährt man ein tiefes Gefühl der Leichtigkeit und Ausgeglichenheit, das den ganzen Körper durchströmt.

Diese Massage ist auch zum »Selberlernen« geeignet. Vielleicht nicht allein nach einem Buch, aber zusätzlich mit einem Workshop in Polarity-Massage kann diese Technik gut mit in eine Partnermassage (siehe dort) einfließen.

Neben der reinen Körperbehandlung durch Auflegen der Hände und Massage gehört zur Polarity-Massage nach Randolph Stone unbedingt ein bewußter Umgang mit der Ernährung und der Erarbeitung einer sinnhaften Lebensführung.

Wann und für wen es geeignet ist:
Die Polaritäten-Massage bringt Linderung bei Energieblockierungen, die der Grund für Disharmonie, körperliche und seelische Spannungen und Körperverformungen sind. Darüber hinaus ist diese Massage ein angenehmer »Luxus«, der auch den gesunden Körper erfrischt, reinigt und aufbaut.

Wie lange es dauert:
Die Behandlungsdauer ist unterschiedlich: im akuten Fall drei bis vier Sitzungen in der Woche, die dann reduziert werden können. Eine Einzelsitzung dauert bis zu eineinhalb Stunden.

Was es kostet:
Für eine Einzelsitzung muß man im Schnitt mit 90.- DM rechnen. Polaritäten-Massage wird in vielen Gruppenzentren angeboten. Ein Wochenend-Workshop kostet zwischen 180.- und 280.- DM.

Literatur:
Gordon, Richard: *Deine heilenden Hände*. Eine Anleitung zur Polarity-Massage. München: Hugendubel 1987[7].
Lidell, Lucinda / Thomas, Sara / Beresford-Cooke, Carola / Porter, Anthony: *Massage*. Anleitung zu östlichen und westlichen Techniken. Partnermassage, Shiatsu, Reflexzonenmassage. München: Mosaik 1985.
Teschler, Wilfried: *Das Polarity Handbuch*. Eine praktische Einführung in die harmonisierende und heilende Energie-»Massage«. Haldenwang: Edition Schangrila 1984.
Teschler, Wilfried: *Das Polarity-Fußbuch*. Eine praktische Einführung in die energetische »Sprache« der Füße. Haldenwang: Edition Schangrila 1985.

PARTNERMASSAGE
Massage als liebevolle Begegnung

Kurzinformation:
Bei der Partnermassage massiert man einen Freund, eine Freundin, seinen Partner oder seine Partnerin, und wiederholt das Ganze, mit vertauschten Rollen.

Zur Geschichte:
Wie zu Anfang dieses Kapitels bereits erwähnt, gab es in Kalifornien in den sechziger Jahren eine Renaissance der Massage. Menschen, die sich für neue Therapieformen interessierten, gingen nach Esalen und verbrachten dort ein Wochenende oder auch eine längere Zeit in sogenannten »Workshops«. Eine beliebte Veranstaltung waren Massagegruppen, in denen die Teilnehmer nicht nur verschiedene Techniken der Massage erlernten, sondern sich auch durch eine Massage näher kamen. Massage wurde zu einer Form tiefer Begegnung.

Was dahinter steht – die Theorie:
Wenn man die amerikanische und europäische Kultur betrachtet, gibt es – wie jeder weiß – ganz bestimmte »Berührungsvorschriften«. Zum Beispiel reicht man sich in Deutschland bei der Begrüßung die rechte Hand. Gute Freunde dürfen sich auf die Schultern klopfen. Erst bei intimeren Bekannten kommt eine Umarmung hinzu. Noch vertraulichere Kontakte kann man nur in der Familie und in Partnerschaften ausleben. In südlichen Ländern geben nähere Bekannte ein oder zwei Wangenküsse, und in Österreich küßt man die Hand. Verliebte können sich stundenlang die Hände halten, und die allertiefste körperliche Begegnung geschieht natürlich während der sexuellen Vereinigung.
Körperliche Berührungen haben also einen ganz bestimmten Sinn: Je näher und intimer man sich kennt, umso intimer ist auch die Art körperlicher Berührung. Die Partnermassage kehrt diesen Schluß einfach um. Sie benützt Berührung, um größere Nähe und Vertrauen herzustellen.

Wer an einer Massagegruppe teilnimmt, kann dies am eigenen Leib erfahren: Schon nach ein oder zwei Tagen, in denen man sich gegenseitig berührt und massiert, begegnen sich die Teilnehmer wie die allerbesten Freunde.

Was erreicht werden soll - das Ziel:
• Als erstes wirkt Massage direkt auf die Haut und weckt über die darunter liegenden Tastorgane Wohligkeit, Sinnlichkeit und ein Glücksgefühl.
• Zum zweiten werden durch die Massage muskuläre Verspannungen gelockert und Müdigkeit abgebaut. Zwischen Partnern entsteht ein Wissen, daß man sich gegenseitig gegen den Streß des Alltags helfen und unterstützen kann.
• Drittens erreicht die Berührung in der Partnermassage tiefere psychische Schichten und schafft gegenseitige Offenheit, Nähe und Vertrauen.
• Viertens fließt über die berührenden Hände ein Energiestrom vom massierten zum massierenden Körper und wieder zurück. Es findet ein Austausch auf einer feinstofflichen Ebene statt.

Wie es gemacht wird – die Praxis:
Was man zuallererst braucht, ist Zeit und einen Raum mit angenehmer Atmosphäre. Natürlich ist bei einer Partnermassage Voraussetzung, daß man sich berühren lassen und den anderen auch anfassen will. Man sollte sich nie dazu zwingen müssen. Bei innerer Abwehr oder ungeklärten Verhältnissen hilft auch die beste Massage nicht weiter. Im Gegenteil, man betreibt Manipulation auf einer tieferen Ebene. Dagegen kann durchaus die Situation eintreten, daß beide Partner eine Auseinandersetzung damit beenden möchten, daß sie sich auf eine andere Ebene begeben – auf die der Argumente durch Hände und Finger. Es kommt also immer auf die innere Bereitschaft an – und nur davon sollte man sich bei einer Partnermassage leiten lassen.
Bei einer Partnermassage ist der Massierte nackt, daher ist es wichtig, daß der Raum richtig warm ist, und daß man Körperregionen, die gerade nicht berührt werden, mit einer Decke zudeckt. Man

kann Partnermassage auf jeder Unterlage machen, im Bett, auf einem Teppich oder auf einem Massagetisch.

Wichtig ist die Bereitstellung von genügend gutem Öl. Solche Massageöle kann man in Drogerien und Reformhäusern kaufen und sich auch selbst mischen. Es ist ratsam, kein billiges Öl zu benützen, weil die Haut es schlechter aufnimmt. Bevor die eigentliche Massage beginnt, sollten sich beide Partner miteinander austauschen. Zum Beispiel kann sich der Massierende neben seine Freundin setzen und seine Hände ganz leicht auf den Rücken oder die Brust legen, um so den Atem und feinere Energien aufzunehmen. Für den, der massiert wird, ist es wichtig, daß er jetzt völlig entspannen kann. »Mitarbeit« seinerseits ist nicht gefragt. Das einzige, was er tun kann, ist mit seinem Atem in die berührten und massierten Körperteile zu gehen. Ansonsten kann er daliegen und die Massage genießen – wobei er durchaus durch wohlige Töne seine Zustimmung ausdrücken kann, oder gegebenenfalls auch erwähnen darf, wenn ihm etwas nicht gefällt. Alles andere soll er dem Masseur überlassen. Jetzt reibt der Masseur das Öl zunächst über seine eigenen Hände – er gießt es also keinesfalls über den Körper seines Partners – und beginnt mit der Massage.

Das A und O jeder Massage ist, daß man mit seinen Händen in Einklang ist. Je öfter man massiert, um so näher kommt man diesem Ziel. Hände sind höchst sensible Körperteile – es dauert eine Weile, bis man sie richtig kennt.

Die verschiedenen Griffe und Striche werden mit ganz unterschiedlichem Druck ausgeführt. Ein gewisser Druck ist fast immer notwendig. Anfänger befürchten meist, dem Partner weh zu tun, und sind deshalb meist zu zaghaft. Aber der menschliche Körper ist kein zerbrechliches Ding. Etwas Druck tut ausgesprochen gut. Das erfährt man am ehesten am eigenen Körper, wenn man einmal selbst massiert worden ist. Aber man muß die Intensität des Druckes variieren können.

Man sollte sich beim Massieren so locker und beweglich wie möglich halten. Anfangs fällt dies schwer. Und am besten schüttelt man während der Massage immer wieder einmal beide Hände kräftig aus. Bei jeder Bewegung sollen sich die Hände der Körperform des Partners anpassen. Man hebt nie die Fingerspitzen oder die Handflächen ab, wenn man von einem Körperteil zum anderen übergeht. Wenn die Hände zum Beispiel über die Hüfte streichen, passen sie sich vollkommen diesen Körperlinien an. Ein schönes Bild ist das des strömenden Wassers, das um Felsbrocken herumfließt und alle Höhlen und Vertiefungen auf seinem Weg ausfüllt und umspült. Muß man einen Körperteil loslassen, um zum Beispiel von den Beinen zu den Armen zu gelangen oder weil man die Seiten wechseln will, so sollte mindestens eine Hand während dieser Zeit den Körper weiterhin berühren. Das gibt dem Massierten ein Gefühl von Geborgenheit und verhindert, daß er die Massage als unterbrochen erlebt.

Wichtig ist auch, daß man eine Gleichmäßigkeit in der Geschwindigkeit und im Druck erreicht. Man soll möglichst ohne abrupte Veränderung auskommen. Der Partner wird nervös, wenn man plötzlich den Druck unglaublich verstärkt oder ohne Übergang zu klopfen anfängt. Ebenso wichtig ist der richtige Rhythmus. Aber die Erfahrung lehrt, daß man diese Fähigkeit mit zunehmender Übung von selbst gewinnt.

Allgemein gilt: Der Masseur läßt sich von seinen Händen führen, die über die Haut streichen und kneten. Dabei versucht er, Verspannungen und Verhärtungen unter der Haut zu erspüren und sie durch an- und abschwellenden Druck aufzulösen. Jeder, der längere Zeit massiert, stellt fest, daß er sich bald ganz seinen Händen anvertrauen kann. Es ist, als würden sich die Hände auf eine Entdeckungsreise begeben und dabei dem Partner mitteilen, was sie alles entdecken. Übrigens ist es wichtig, den Druck nicht mit den Händen zu erzeugen, sondern aus der eigenen Mitte heraus sein Gewicht auf die massierenden Hände zu legen. So erreicht man den Partner auf einer tieferen Ebene und ermüdet weniger rasch.

Hier nun einige spezielle Griffe:
• Man kann am Körper entlangstreichen. Man führt die Hände entweder in Richtung zum Körpermittelpunkt hin oder zum Kopf.
• Auch eine kreisende Bewegung mit der ganzen Handfläche ist möglich.

• Manchmal ist es günstig, den Körper zu klopfen.

• Man kann die Haut zwischen die Finger nehmen und leicht anheben.

• Als sehr angenehm wird es empfunden, wenn man einzelne Muskeln durch rasches Reiben zum Schwingen bringt.

• Am wichtigsten ist es aber, daß man beim Massieren nie vergißt, daß es sich um einen sehr intimen Austausch zwischen zwei Menschen handelt. Man ist neugierig, offen, bereit, gibt und nimmt.

Es gibt verschiedene Massagebücher, denen man eine gute Anleitung zur Partnermassage entnehmen kann. Noch einführender und vollständiger ist natürlich ein Massagetraining oder ein Massageworkshop in einem Gruppencenter. Ob man bei der Massage gleichzeitig im Hintergrund Musik ablaufen läßt oder nicht, ist Geschmackssache. Natürlich sollte die Musik vom Rhythmus und von der Melodie her der Situation angepaßt sein.

Nach der Massage ist es ganz besonders wichtig, daß Masseur und Partner sich entspannen, zum Beispiel indem sie sich beide nebeneinander legen.

Erst dann sollten sie sich austauschen. Auch dies ist wichtig. Man lernt so am meisten und vertieft die Begegnung.

Wie lange es dauert:

Das hängt ganz von der Situation ab. Es gibt Massagen, die enden nach drei Stunden. Aber wer eine Zeitangabe möchte – 30 Minuten sind ein guter Durchschnitt. Danach sollte man aber mindestens genauso lange entspannen.

Was es kostet:

Eine Partnermassage kostet gar nichts – oder fast nichts: höchstens Zeit, Muße und die Fähigkeit, nehmen und geben zu können.

Literatur:

Lawrence, D. Baloti und Harrison, Lewis: *Das Massage Buch.* Berlin: V. Kretschmer 1985.

Downing, George: *Partner-Massage.* Fitness, Schönheit, Freude. München: Goldmann Tb. Neuaufl. 1987.

4. Atmen – ein anderes Wort für Leben

Kurzinformation:
Atemtherapie, Selbsterfahrung durch Atmen und Atemschulung sind Körpermethoden, die vorrangig mit dem menschlichen Atem arbeiten, indem sie ihn beobachten, willentlich beeinflussen und durch Techniken (Atemübungen) trainieren.

Zum Namen:
Atemtherapie bezeichnet einen Weg der ganzheitlichen Heilung mit Hilfe des Atmens. Eine Atemschulung oder ein Atemtraining meint eher eine Verbesserung der Atemtechnik. Damit sollen Funktionen, die in besonderer Weise vom Atmen abhängig sind – wie Sprechen und Singen – perfektioniert werden. Eine Atemschulung gehört daher zur Ausbildung zum Sänger oder Schauspieler.

Zur Geschichte:
In Asien ist das Wissen über die herausragende Bedeutung des Atems so alt wie seine lange Geschichte: Der Atem (Prana) wurde schon immer als Brücke zwischen Körper und Seele betrachtet und war damit heilig (siehe Yoga). Das älteste Zeugnis der westlichen Kultur über den Atem findet man in der Bibel. Dort heißt es, daß Gott einem Erdenkloß seinen Odem einbließ, um ihn zu beleben. Auch bei den Hebräern gebrauchte man das Wort Atem gleichbedeutend mit Seele. Die alten Griechen hatten für »Zwerchfell« und »Geist« das gleiche Wort: »Diaphragma«, und sowohl die Heilkunst als auch die Philosophie bezog sich im ersten Jahrhundert nach Christus auf die »Pneuma-Lehre« (Atem-Lehre). Die Doppelbedeutung von »Atem« erstreckt sich bis in den modernen Sprachgebrauch hinein. Von dem lateinischen Wort »respirare«

(= Atmen) ist das Wort »spiritus« (lateinisch) und »spirit« (englisch) abgeleitet, beide bedeuten »Geist«. Atem ist ein anderes Wort für Leben, das mit dem ersten Atemzug beginnt – und mit dem letzten endet.

Im 19. Jahrhundert entstand durch den Franzosen François Delsarte ein neues Interesse am Atem. Er war Sänger, und als er Probleme mit seiner Stimme bekam, mußte er etwas dagegen unternehmen: Er begann mit Atemübungen zu experimentieren und entwickelte eine Atem- und Bewegungsschule. Seine Gedanken und Übungen wurden von einem amerikanischen Schüler (Steele Mackay) in die Vereinigten Staaten »exportiert« und fanden dort rasche Verbreitung. Von den USA gelangte sowohl diese Atemtechnik als auch eine andere zurück nach Europa: Der Schweizer Leo Koffler hatte in New York ein System der Atem- und Stimmschulung entwickelt. Sein Buch *Die Kunst des Atmens* wurde 1897 von Clara Schlaffhorst und Hedwig Andersen, zwei bedeutenden Atemtherapeutinnen, ins Deutsche übersetzt und erreichte bis heute viele Auflagen.

Alle Körpermethoden, die im 20. Jahrhundert entwickelt wurden, berücksichtigen den Atem als wichtiges therapeutisches Hilfsmittel. Zum Beispiel wird in der Orgontherapie Wilhelm Reichs (siehe dort) der Klient aufgefordert, seinen Atem in die Körperblockierungen zu lenken, und in der Bioenergetik Alexander Lowens (siehe dort) wird man genauso wie in der Posturalen Integration Jack Painters (siehe dort) manchmal angeleitet, stärker und schneller zu atmen. Der Atem ist das Tor, das in Räume blockierter und unterdrückter Gefühle führt und dadurch den Menschen von seiner belastenden Vergangenheit befreit. Auch F.M. Alexander (siehe Alexander-Technik), der wie François Delsarte durch Versagen der Stimme zum »Körpertherapeuten« wurde, forderte dazu auf, mit dem Atem zu experimentieren.

Was dahinter steht – die Theorie:
Der gesamte Atemvorgang besteht aus einem komplexen Zusammenspiel von *Brust-, Bauch- und Zwerchfellatmung*. In der Lunge selbst sind 750 Millionen Bläschen dafür verantwortlich, den Sau-

erstoff der Luft aufzunehmen und ihn ans Blut abzugeben. Genauso regulieren sie beim Ausatmen die Abgabe des verbrauchten Kohlendioxids. Die meisten Menschen kennen nur ihre *Brustatmung*. Es ist die Fähigkeit des Menschen, seine Atmung *willkürlich* zu kontrollieren und vorübergehend zu verändern. Wer an einer Blume schnuppert, wer einen sehr tiefen Atemzug nimmt, weil er vielleicht glücklich ist, oder wer eine Kerzenflamme ausbläst, greift in den natürlichen Fluß des Atmens ein und benützt ihn für eine gezielte Handlung.

Dagegen ist die *Zwerchfellatmung* unwillkürlich. Auch im tiefen Schlaf, ja sogar wenn man bewußtlos ist – das Zwerchfell funktioniert. Ähnlich wie das Herz hat es einen eigenen Rhythmus, der durch den Sauerstoff- und Kohlendioxidgehalt des Blutes bestimmt wird. Bei einem schnellen Lauf erhöht sich ganz von selbst der Atemtakt.

Natürliches Atmen geht also vom Zwerchfell aus. Sein aktives Zusammenziehen bewirkt eine Vergrößerung des Brusthöhleninhaltes – Luft kann in die Lunge einströmen. Dehnt sich das Zwerchfell aus, drückt es dabei auf die Brustmuskeln und veranlaßt sie, verbrauchte Luft auszustoßen.

Während der Einatmung drückt das Zwerchfell auf den Bauchhöhlenraum - und die sogenannte *Bauchatmung* setzt ein.

Das Zwerchfell mit seiner von selbst einsetzenden Bewegung spielt daher die zentralste und wichtigste Rolle beim Atemvorgang. Es gibt kaum ein Organ im Brust- oder Bauchraum, das nicht in seiner Funktionsfähigkeit von der Zwerchfellatmung abhängig ist. Das bedeutet, daß Atemstörungen – als ein fehlerhaftes Zusammenspiel zwischen Zwerchfell und Brustraum einerseits, und Zwerchfell und Bauchraum andererseits – zu Fehlfunktionen der Organe und damit des ganzen Organismus führen. Brust-, Zwerchfell- und Bauchatmung müssen in einer harmonisch fließenden Bewegung ineinander übergehen. Atmet zum Beispiel ein Mensch aktiv, das heißt mit dem Brustkorb, bevor die natürliche Zwerchfellatmung einsetzt, nimmt er seinem Atem »den Wind aus den Segeln«. Er vermindert die Kraft des natürlichen Atemantriebes.

Was erreicht werden soll – das Ziel:

Es hängt von der Atemschule ab, welches Ziel durch eine verbesserte oder bewußtere Atemtechnik erreicht werden soll. So ist es zum Beispiel das Ziel der »Atemschule Professor Ilse Middendorf«, die unbewußte oder unwillkürliche Atmung zu stärken, um so die Mitte, das eigene Zentrum zu entdecken und zu festigen. Dagegen arbeitet die »integrale und ganzheitliche Atemschulung von Klara Wolf« mit dem bewußten Atem, um ein körperlich-seelisches Gleichgewicht herzustellen. Wieder andere Schulen, wie zum Beispiel die von »Scheufele-Osenberg«, verbinden den unwillkürlichen und bewußten Atemvorgang. Das »Max-Reinhard-Seminar in Wien« ist eine Hochschule für Musik und darstellende Kunst und hat Stimm- und Sprecherziehung zum Ziel. Auch das Rebirthing (siehe Worterklärungen) ist eine Atemtherapie, die aber von den klassischen Methoden stark abweicht. Es arbeitet mit einem willkürlich beschleunigten Atem.

Da der Atem ein Ausdruck und ein Spiegel der Lebensqualität ist, verändert sich durch jegliche Arbeit mit dem Atem auch der Mensch, er wird sich seiner selbst bewußt und stärkt Körper, Gefühl und Geist.

Wie es gemacht wird – die Praxis:

Richtig atmen kann man in einer Atemgruppe, gemeinsam mit anderen, oder in einer Einzelbehandlung oder Sitzung. Gruppenveranstaltungen sind meistens an Wochenenden oder einmal wöchentlich am Abend. Eine typische Atemsitzung kann so aussehen, daß sich der Klient entspannt auf eine Liege, Couch oder einen Massagetisch legt, und der Therapeut oder Atemlehrer neben ihm sitzt oder steht. Manchmal beobachtet der Klient nur seinen Atem, nimmt wahr, wird gewahr, wie sich der Leib beim Einatmen hebt und beim Ausatmen senkt. Vielleicht legt der Therapeut seine Hand ganz leicht auf einen Körperteil, zum Beispiel den Kehlkopf, und fordert dann auf, bewußter in diese Region zu atmen. Oder er fordert dazu auf, den ganzen Körper mehr zu entspannen, indem man sich beim Ausatmen vorstellt, in eine weiche Unterlage einzusinken. Manche Atemschulen verwenden als Verstärkung einen

Laut, ein »Ah« oder ein »Oh«, ein »Ih« oder ein »Aum«. Solche Töne schulen nicht nur die Stimme, die ja eng mit dem Atem verbunden ist, sondern helfen auch zu einem vollkommenen Spiel des Ein- und Ausatmens.

Manchmal sitzt man auf einem Stuhl (Atemschemel), oder man kniet auf dem Boden. Auch die »Yoga-Haltung« mit verschränkten, untergeschlagenen Beinen, ist eine beliebte Ausgangshaltung für das Erlernen eines vollständigeren Atemflusses.

Es ist erstaunlich, wie bewußtes Atmen gleichzeitig entspannen und kräftigen kann. Dem Leser sei an dieser Stelle angeraten, kurz seine Lesehaltung so zu verändern, daß sein Rücken gerade und aufrecht ist. Jetzt möge er sich vorstellen, wie der Atem beim Einströmen durch Mund oder Nase langsam nacheinander Kopf, Hals, Brust, Arme, Bauch, Becken, Oberschenkel und Beine füllt – und beim Ausatmen all diese Körperteile in umgekehrter Richtung wieder verläßt. Wenn man diese Übung nur zwei oder drei Minuten lang wiederholt, ist eine deutliche Steigerung des Wohlbefindens und mehr Klarheit und Konzentration zu bemerken.

»Atemtherapie« kann man wie kein anderes Verfahren gut allein und zu Hause durchführen. Ja, jeder Mensch wendet unbewußt eine Atemtechnik an, um mit den Anforderungen des Alltags zurecht zu kommen. Zum Beispiel halten die meisten Menschen in kritischen Situationen den Atem an oder flachen ihn ab, um aufkommende Gefühle zu kontrollieren. Dagegen verstärkt und vertieft ein »atemgeschulter Mensch« in der gleichen Situation den Atem, um die hochsteigenden Gefühle zu befreien. Eine spezielle Atemarbeit wurde auch für die Zeit der Schwangerschaft und als Geburtsvorbereitung entwickelt. Diese Techniken sind heute als Schwangerschaftsgymnastik sehr weit verbreitet.

Hier als Beispiel eine *Atemübung*, um sich eine Vorstellung machen zu können, wie Atemarbeit aussehen kann:

Man sitzt mit aufgerichtetem Oberkörper auf dem vorderen Drittel eines harten Stuhles. Der gestreckte Nacken und die entspannten Schultern sollten möglichst ruhig gehalten werden. Das Kreuz wird mit einer langsamen, deutlichen Bewegung abwechselnd »hohl« und »rund« gemacht. Beim Hohlmachen des Kreuzes wird mit einem Laut ausgeatmet, zum Beispiel einem »Sch«. Beim Einatmen wird der Rücken gerundet und hinten gedehnt. Diese Übung kann man, wie viele anderen Atemübungen auch, gut in einer Arbeitspause »zwischendurch« machen und damit einigen Streß des Alltags ausgleichen.

Wann und für wen es geeignet ist:
Atemtherapie ist die universellste Therapie und für jeden Menschen geeignet. Sie hilft einem schwer krebskranken Menschen als Vorbereitung auf ein leichteres Sterben genauso wie einer schwangeren Frau als Einstimmung auf die Geburt. Sie hilft, Körperhaltungen zu korrigieren, führt zu seelischer Zentrierung und läßt Räume jenseits des alltäglichen Bewußtseins entdecken.
Insbesondere für Menschen, die eine Körperbehandlung mit intensiver Berührung (tiefe Massage) ablehnen, ist eine Erfahrung mit einer Atemtherapie oder Atemschule ratsam. Darüber hinaus ist eine Atemschule für Schauspieler und Sänger obligatorisch.

Wie lange es dauert:
Eine Einzelsitzung dauert 50 bis 60 Minuten, eine Gruppe zwei bis drei Stunden. Wie lange eine ganze Atemtherapie dauert, hängt von den Beschwerden und dem Ziel, das man für sich erreichen will, ab.

Was es kostet:
Einzelsitzungen kosten zwischen 50,- und 100,- DM, Gruppensitzungen zwischen 20.- und 40.- DM.

Literatur:
Doepfner, Lilly: *Der Weg zum richtigen Atmen.* Rüschlikon: Albert Müller 1987.
Geba, Bruno: *Das Atembuch.* Berlin: V. Kretschmer 1983[8].
Kofler, Leo: *Die Kunst des Atmens.* Kassel: Bärenreiter 1986[25].
Middendorf, Ilse: *Der erfahrbare Atem.* Eine Atemlehre. Paderborn: Junfermann 1985[2].
Schaarschuch, Alice: *Der atmende Mensch.* Lösungs- und Atem-

therapie in Ruhe und Bewegung, Gesundheit und Erkrankung, im Handeln und im Meditieren. Bietigheim: Lorber u. Turm 1987[5].

Scheufele-Osenberg, Margot: *Atemschulung*. Ein Weg zum seelischen und körperlichen Gleichgewicht durch Atemschulung. Düsseldorf: Econ Tb. 1986.

Sieczka, Helmut G.: *Bodywork*. Körper- und Atemübungen. Zürich: Oesch 1988.

Speads, Carola: *Atmen*. Eine illustrierte Anleitung zur natürlichen Atmung. München: Kösel 1983.

Walter, Johannes: *Die heilende Kraft des Atmens*. Atmen verbindet uns mit der universellen Lebensenergie. München: Peter Erd 1987.

5. Haltungs- und Aufbauschulen

Die *Alexander-Technik* ist die älteste der im Westen entstandenen Körpermethoden, sie zielt auf den richtigen Gebrauch des Körpers ab. Darunter sollte man sich nicht zu sehr eine rein technische Methode vorstellen, denn bei ihr kommt es vor allem darauf an, daß die Haltungs-Übungen nicht isolierte Idealvorstellungen von *der* richtigen Haltung sind, sondern vom Alexander-Schüler im Laufe der in den unterschiedlichsten Situationen wiederholten Übungen verinnerlicht werden.

Ebenso wie bei der Alexander-Technik gibt es auch bei der *Eutonie* einen Eutonie-Lehrer und den Schüler. Die Eutonie hat im Unterschied zur Alexander-Technik einen ganzheitlicheren Anspruch. Sie will nicht nur die äußere Haltung des Schülers verändern, sondern durch sensibles Versenken in die gesamte Körpergestalt auch die innere Haltung »aufrichten«. Denn – so Gerda Alexander – nur wenn die neue Haltung von innen kommt, stellt sich auch die meist unbewußte Feinmotorik der Steh- und Haltemuskeln auf die neue, aufrechte Haltung ein.

Die dritte im Bunde der Haltungs- und Aufbauschulen ist die *Feldenkrais-Methode*. Sie will ein neues, körperliches Selbstverständnis erzielen, durch spielerische Aha-Erlebnisse mit dem eigenen Körper soll der Übende neue Dimensionen für sein eigenes Körperbewußtsein finden. Letztlich zielt Moshe Feldenkrais, der übrigens zu seinen Lebzeiten ein recht freundschaftliches Verhältnis zu Gerda Alexander hatte, mit seinen Übungen auf das Gehirn der Übenden ab. Denn er meint, daß nur ein beweglicher Körper auch den Geist beweglich halte – und umgekehrt.

ALEXANDER-TECHNIK
Durch Haltungsschulung zum richtigen Gebrauch des Körpers

Kurzinformation:
Die Alexander-Technik konzentriert sich auf zweierlei: zum einen zielt sie auf den Ausgangspunkt jeder Bewegung ab, auf die Haltung, und zum anderen arbeitet sie am richtigen Gebrauch des Körpers. Dabei trägt sie den natürlichen, das heißt den individuell-anatomisch-orthopädischen Gegebenheiten des Körpers so Rechnung, daß ein entspannter und fließender Gebrauch des Körpers möglich ist.

Zum Namen:
Der Name »Alexander-Technik« ist aus dem Nachnamen seines Begründers, Frederick Matthias Alexander, entstanden. Da sich die Alexander-Lehrer primär als eine Haltungsschule verstehen, haben sie schon bei ihrer Namensgebung den äußerlich-technischen Aspekt, der in und hinter jeder Körperarbeit steckt, so hervorgehoben, daß er Eingang in den Namen dieser Körpermethode gefunden hat, nämlich »Technik«. Allerdings sollte man Alexander-Lehrer deshalb nicht als Haltungs-Technokraten mißverstehen.

Zur Geschichte:
Es ist keine Übertreibung, wenn man sagt, daß die Alexander-Technik der Urahn der modernen Körpertherapien ist. Zwar stammen von ihr mit Sicherheit nicht alle Körpermethoden ab – dies könnte man sicherlich am ehesten von Wilhelm Reichs Arbeit (siehe Orgontherapie) sagen. Aber die Alexander-Technik war im Westen zeitlich gesehen die erste Methode, die sich ganz gezielt auf Haltung und Körperarbeit konzentrierte, um bestimmte »Beschwerden« zu beseitigen.

Das war immerhin schon im Jahre 1890, zu einer Zeit also, als Sigmund Freud noch gar nicht wußte, was Psychotherapie, geschweige denn Psychoanalyse ist. Der Gerechtigkeit halber muß man aber sagen, daß auch Frederick Matthias Alexander, der 1869 im australischen Wyngard geboren wurde, zu dieser Zeit weder etwas über Psychotherapie noch über Körperarbeit wußte. Das einzige, was ihn interessierte, war die Frage, warum ihm als Schauspieler auf der Bühne regelmäßig nach gewisser Zeit die Stimme versagte. Für einen Schauspieler kommt ein solcher Stimm-Black-Out natürlich einer Katastrophe gleich. Deshalb begann er, nach einem Weg aus der Stimm-Krise zu suchen.

Zunächst beobachtete er sich vor dem Spiegel sehr gründlich beim Sprechen und Spielen. Dabei fiel ihm auf, daß er beim Sprechen seinen Kopf wie ein Vogel nach vorne reckte, dabei den Kopf zur Brust hin abknickte und so seine Stimmbänder blockierte. Diese Selbst-Behinderung machte er zwar durch lauteres Sprechen wieder wett, aber die Folge dieser größeren Anstrengung war, daß nach gewisser Zeit die Stimme versagte. Als er nach dieser Entdeckung daran ging, lockerer und freier im Hals-Wirbel-Bereich zu werden, stellte er fest, daß dabei auch ganz andere Beschwerden verschwanden. Damit begann die praktische Forschungsarbeit in der Alexander-Technik – die bis heute andauert.

Was dahinter steht – die Theorie:
Bei dem Etikett »Haltungsschule« denkt man gemeinhin an Disziplin, Anstrengung und Willen. Diese Assoziationen sind jedoch bei der Alexander-Technik nicht nur nicht gefragt, sondern sogar hinderlich. Denn alles, was man durch Willensanstrengung in seiner Haltung zu ändern trachtet, so die Alexander-Anhänger, kann immer nur von kurzer Dauer sein. Denn sobald die Konzentration nachläßt, schnellt der Körper – wie ein Gummiband – unbewußt in die alte Haltung zurück. Deshalb sagt Alexander, müsse man nicht nur beständig üben, sondern vor allen Dingen solle man »alles, ob körperlich, geistig oder spirituell, in Muskelspannung übertragen«. Die neu zu lernende Körper-Haltung muß also auch zu einer inneren Haltung werden.

Angelpunkt der Alexander-Technik ist der Halsbereich, auf dem der ungefähr 6 Kilogramm schwere Kopf sitzt. Wird nun der Hals nach vorne gereckt (zum Beispiel weil man es vom vielen Sitzen

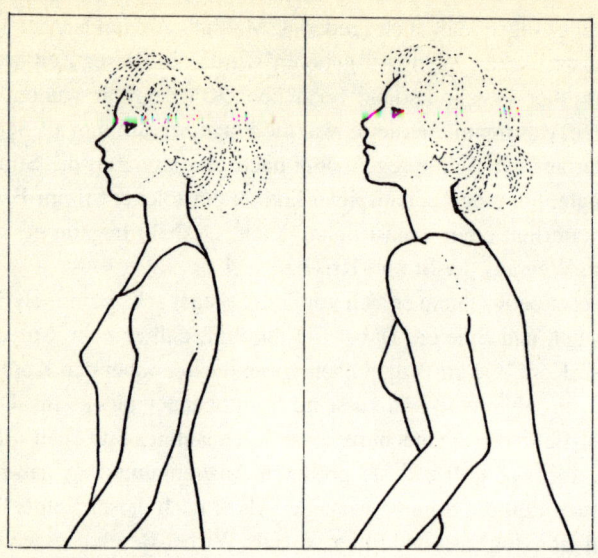

Abb. 5: Links wird der Kopf aufrecht gehalten; rechts wird er nach hinten und unten gezogen.

und Lesen am Schreibtisch so gewöhnt ist), nimmt das Gewicht des Kopfes auf den Hals (wie bei einem Hebel) zu. Die Muskelstränge, die den Kopf halten, müssen nicht nur das Gewicht des Kopfes, sondern – durch die Hebelwirkung – das Vielfache an Arbeit leisten. Um mit dieser Kraftanstrengung fertig zu werden, verhärten sie sich und holen sich zusätzliche Stabilität, indem sie andere Muskelgruppen in ihre Haltungs-Arbeit mit einbeziehen. Diese anderen Muskelgruppen (im Schultern- und Rückenbereich) verspannen sich mit der Zeit ebenfalls, geben ihre Haltearbeit an andere, tiefer gelegene Muskelgruppen weiter, und so verzieht sich allmählich die gesamte Körperhaltung.

Die Alexander-Technik setzt nun bei der Ursache dieser Fehl-Haltung an – und lehrt die richtige, das heißt aufrechte Haltung des Kopfes. Dadurch werden die angespannten Hals-Schulter-Muskelgruppen entlastet, und der Alexander-Schüler fühlt sich entspannter und freier.

Aber nicht nur die richtige Kopfhaltung wird geübt, sondern auch das Aufstehen und Hinsetzen; denn auch das will gelernt sein, will man es orthopädisch-physiologisch *richtig* machen. Beim Aufstehen von einem Stuhl gehen die meisten Menschen zum Beispiel schon los noch ehe sie senkrecht stehen. Noch halb nach vorne gebückt lassen sie sich von den Beinen nach vorne tragen – und verzichten dabei nur allzu oft darauf, sich ganz aufzurichten. Auch hier müssen wieder die verschiedensten Muskelgruppen die auftretenden Hebelkräfte ausgleichen, verspannen sich und sorgen für Fehlhaltungen. Das gleiche passiert beim Hinsetzen: Anstatt sich mit aufrechtem Rücken hinzusetzen, klappen viele Zeitgenossen schon bei der Abwärtsbewegung mit rundem Rücken zusammen, lehnen sich gebeugt gegen die Rückenlehne und sacken so allmählich aber sicher in sich zusammen, was sie (zum Beispiel im Kino- oder Fernsehsessel) durch allmähliches Vorrutschen auf der Sitzfläche »ausgleichen«. So bietet sich das Bild, daß der Sitzende eigentlich mit dem Rücken auf der Sitzfläche »sitzt«, die Beine vorne weit über den Sitz hinausragen, und der Kopf extrem zur Brust hin abgeknickt an der Rückenlehne ruht. Ein solches Kino-»Vergnügen« ist eher als ruinös denn als erholsam zu bezeichnen.

Kurzum: Die Alexander-Technik versucht die Art und Weise, wie wir unsere täglichen Bewegungen durchführen, zu analysieren und zu korrigieren, und hilft, entspannter, offener und freier zu sein.

Was erreicht werden soll – das Ziel:
Durch die Alexander-Technik soll jeder Schüler lernen, sich so zu bewegen, daß er in seiner *senkrechten Achse ruht*. Und so wie jeder Körper anders aussieht, muß auch jeder seinen eigenen Weg dorthin suchen – und finden. Der Alexander-Lehrer ist der Scout auf diesem Weg. Aber die Ausbildung einer intensiven Sensibilität und die regelmäßige Übung bleibt dem Schüler überlassen. Doch gilt auch für die Alexander-Technik der buddhistische Satz: Der Weg ist das Ziel. Denn Körperhaltung ist nach F.M. Alexander etwas Dynamisches, Bewegtes, und nichts Statisch-Festes. Bewegungen muß man aber immer wieder in die richtige Position hinein einpendeln. Und eben das ist der Weg.

Wie es gemacht wird – die Praxis:

Bei der Alexander-Technik wird keine Übung schnell und zügig ausgeführt, sondern alles wird langsam und behutsam gemacht. Denn schnelle Bewegungen folgen den Bahnen langjähriger Gewohnheiten und Fehlhaltungen. Und genau die sollen sich ja ändern. Überhaupt wird nichts von außen geändert, sondern die Haltung soll sich ändern. Und das geschieht durch Konzentration auf das, was sich bei den Bewegungen im eigenen Körper abspielt.

Wer einmal erfahren hat, wie es ist, nicht mehr der im Laufe der Jahre gekrümmten Rückenbeugung zu folgen, sondern sich ganz langsam aufzurichten, behutsam aber stetig den Kopf nach oben streben zu lassen, als würde man am hinteren Drittel des Kopfes emporgezogen, dem wird es wie ein »kleines Wunder« vorkommen, was er da in sich wachsen spürt. Denn diese sehr einfache Bewegung hat – richtig ausgeführt – weitreichende Konsequenzen für das eigene Körpergefühl: Es ist einfach erstaunlich, wie bei diesem Aus-der-eigenen-Mitte-heraus-Wachsen die nach vorne geklappten Schultern geradezu »automatisch« nach hinten rücken, der Brustraum frei, das Atmen tiefer wird, der Hals sich im Nackenbereich flexibler und gleichzeitig stabiler anfühlt und man sich selbst luftiger, beweglicher und irgendwie »jünger« fühlt.

Solche körperlichen Sensationen kann man allerdings – und das sollte klar gesagt sein – nur dann erzielen, wenn man sich wach und klar auf seine Bewegungen konzentriert. Nur so lernt man, sich physio-logischer, also körper-logischer zu bewegen.

Das Bemerkenswerte an der Alexander-Technik ist die Tatsache, daß alle Bewegungen der elementar-einfachen Devise »Kopf hoch und nach vorn« folgen. Diese »Zauberformel« des F.M. Alexanders – sein »forward and up« – wird als ein Emporwachsen und gleichzeitiges Nach-Vorn-Bewegen verstanden. Es handelt sich also um eine dynamische Bewegung und nicht um eine Haltung im Sinne von »festhalten«.

Aus diesem dynamischen Verständnis des Wortes Haltung folgt logisch das zweite Schlüsselwort der Alexander-Technik – der »use«, also der Gebrauch des Körpers. Wie man sich richtig setzt, wie man steht, wie man aufrecht geht, wie man sich hinlegt.

Als dritte Grundformel taucht das Wort »let«, also Zulassen auf. Dieses Gewährenlassen ist besonders dann entscheidend, wenn der Alexander-Lehrer die Bewegungen des Schülers durch sehr vorsichtige, leichte Handbewegungen korrigiert. Dabei ist es wichtig, diese feinen Korrekturen weder abzublocken noch ihnen entgegenzusteuern, beziehungsweise sie zu unterstützen. Der Schüler soll sich einfach von dem Lehrer in seinen Bewegungen leiten lassen. Denn dadurch bekommt er selbst einen *spürbaren* Eindruck von den neu zu erlernenden Bewegungen.

Aber nicht nur der körpereigene Eindruck ist eine Feedback-Quelle für die neue Haltung. Auch das Auge wird in der Alexander-Technik angesprochen. Denn das wichtigste Requisit bei jeder Sitzung ist der Spiegel. Und das ist kein Wunder. Das sichere Gefühl, wie man steht – ob gerade oder krumm, offen oder geschlossen – ist den meisten im Laufe der Zeit verloren gegangen. So passiert es dem Anfänger oft, daß er befürchtet, sich wieder einmal zu einem maximalen Hohlkreuz durchzubiegen, während ein Blick in den Spiegel zeigt, daß die Wirbelsäule just in diesem Moment makellos gerade steht. Aber auch das Umgekehrte tritt häufig ein. Man meint »jetzt stehe ich optimal«, während der Spiegel zeigt, daß man schief wie eh und je steht.

Wo eine verläßliche Körperwahrnehmung für die momentane Haltung und Bewegung noch nicht ausgebildet ist beziehungsweise verlernt wurde, müssen optische Kontrollen und Vorstellungen wie zum Beispiel Farben, Gefühle, Assoziationen, Erinnerungen eine Überbrückungs-Funktion übernehmen und die Ausbildung einer neuen, körper-eigenen Sensibilität für Haltung und Bewegung einleiten.

Ein Tip: Wer die Alexander-Technik mit Yoga-Übungen unterstützt (siehe Yoga), zum Beispiel weil er schon seine Erfahrungen mit dieser östlichen Methode gemacht hat, beschleunigt den Lernprozeß auf dem Alexander-Weg bedeutsam. Denn die Yoga-Stellungen fördern sehr nachhaltig eine größere Bewußtheit der Bewegungen und helfen auf dem Weg zum letztlichen Ziel der Alexander-Technik: dem richtigen, das heißt entspannten, aufrechten und natürlichen Gebrauch des eigenen Körpers.

Wann und für wen es geeignet ist:

Bei den Übungen werden nicht nur die Fehlhaltungen und das damit verbundene Unwohlsein spürbar. Nein, gleichzeitig wird auch eine neue Haltung erfahrbar, die wohltuender, natürlicher und weniger aufwendig aufrechterhalten werden kann. Dadurch ergibt sich eine wesentlich entspanntere Haltung, die wiederum all die Energien freisetzt, die bislang für die verkrampfte, Beschwerden bringende (aber gewohnte) Fehlhaltung gebunden waren.

Gerade weil die Alexander-Technik den richtigen, körper-ökonomisch optimalen Gebrauch des eigenen Bewegungsapparates lehrt, ist sie eine sinnvolle Ergänzung zu Umstrukturierungs-Methoden wie dem Rolfing oder Rebalancing (siehe dort), wo die Muskelfaserhüllen neu geformt werden, die durch den jahrelang einseitigen Gebrauch des Muskelapparates deformiert wurden. Zur Vorbeugung erneuter Deformationen ist die Alexander-Technik sehr gut geeignet.

Generell gilt, daß die Alexander-Technik für alle die geeignet ist, die professionell mit ihrem Körper arbeiten, wie Musiker, Modelle und Schauspieler. Aber auch für alle, die das Gefühl haben, irgendwie »nicht richtig mit ihrem Körper umzugehen«, bietet die Alexander-Technik ganz konkrete Haltungs-Lehren.

Wie lange es dauert:

Obwohl der Weg das Ziel ist, braucht niemand hinter der Alexander-Technik eine langdauernde, finanzintensive Betreuung durch teure Therapeuten zu vermuten. Im Durchschnitt dauert eine Behandlung zwischen 25 und 35 Sitzungen zu je 30 bis 40 Minuten. Eine Zeitspanne also, in der man sich auch als Berufstätiger nach dem Büro noch gut auf sich und seinen Körper konzentrieren kann.

Was es kostet:

Für eine Sitzung, die immer in Einzelarbeit durchgeführt wird, muß man 40.- DM veranschlagen.

Literatur:

Alexander, Frederick Matthias: *Der Gebrauch des Selbst*. Der Be-

gründer der »Alexander-Technik« über die Harmonisierung von
Körper und Geist. München: Kösel 1988.

Barlow, Wilfred: *Die Alexander-Technik*. Gesundheit und Lebensqualität durch richtigen Gebrauch des Körpers. München: Kösel
1987[3].

EUTONIE
Bewußtseinsschule für die Knochen

Kurzinformation:
In der Eutonie wird das Bewußtsein auf eine Art »Abenteuerreise«
durch den Körper geschickt, um ihn von Grund auf kennenzuler-
nen und so die Sensibilität für ihn zu erfahren. Gleichzeitig wird
aber auch durch die Prozesse in der Gruppe der bewußte Kontakt
mit der Umwelt gefördert. Eutonie beginnt zwar meist in der Einzelarbeit, sollte aber auf jeden Fall nach einer Anfangsphase in der
Gruppe fortgeführt werden.

Zum Namen:
Der Begriff »Eutonie« setzt sich aus den griechischen Worten »Eu«
für »wohl, gut, harmonisch« und »Tonos« für »Spannung« zusammen. Eutonie wörtlich übersetzt heißt deshalb soviel wie »Wohl-
Spannung«, was man übertragen als die »richtige Balance zwischen
An- und Entspannung« verstehen muß. Oder noch genereller defi-
niert ist Eutonie der Weg, die Spannungslage im Körper zu erlangen, die der jeweiligen Lebenssituation entspricht.

Zur Geschichte:
Gerda Alexander, Jahrgang 1908, machte 1929 die staatliche
Prüfung für rhythmische Erziehung in Berlin, danach arbeitete sie
in Dänemark und Schweden als Rhythmiktherapeutin. Aus dieser
Arbeit und den Erfahrungen mit der Theater- und Bewegungserzie-
hung entwickelte sie ihre Überlegungen zu einer besseren Ent-

Spannung. Im Jahre 1940 begann sie, Lehrer in ihrer Form der Ent-Spannungstechniken auszubilden. Im Laufe der Arbeit kam sie jedoch darauf, daß es weniger auf die Ent-Spannung als vielmehr auf die richtige, das heißt harmonische Spannung im Körper ankommt. 1959 verwendete sie zum erstenmal offiziell den Begriff »Eutonie«. Die Prozesse, die sie intuitiv für die Ausbildung einer harmonischen Spannung im Körper erspürt hat, wurden durch internationale neurophysiologische Forschungsarbeiten im wesentlichen bestätigt.

Was dahinter steht – die Theorie:
Die Eutonie versteht sich – wie die Alexander-Technik – als ein pädagogischer Weg. Demgemäß gibt es auch hier die Begriffe Lehrer und Schüler.

Gerda Alexander, die Begründerin der Eutonie, zielt mit ihrer Körperschule auf die drei großen Systeme im Körper:
• auf das *vegetative Nervensystem*, durch das alle Lebensfunktionen wie Atmung, Blutzirkulation und Stoffwechsel beeinflußt werden;
• das *motorische Nervensystem*, mit dem wir unsere willkürlichen Bewegungen steuern;
• und schließlich *den Tonus*, also die allgemeine muskuläre Grundspannung, die eng mit der psychischen Verfassung der Persönlichkeit zusammenhängt.

Da diese Körpersysteme zum Teil nicht willkürlich beeinflußbar sind, verläuft der Weg zu einem umfassenden Körperbewußtsein, das diese Systeme einschließt, nur über die Wechselwirkung zwischen bewußter Aufmerksamkeit für den Körper einerseits und den Reaktionen des Körpers auf diese Aufmerksamkeit andererseits.

Die Eutonie ist also keine Körpermethode im Sinne einer Bewegungstechnik, sondern eine Bewußtseinsschule, die sich körperorientierter Methoden bedient.

Das klingt zwar auf den ersten Blick kompliziert, ist es aber nicht, wenn man es ausprobiert. Wenn Sie sich jetzt – während Sie lesen – beobachten, werden Sie vielleicht Ihren ein- und ausströmenden Atem bemerken. Vielleicht haben Sie auch registriert, daß Sie im

Augenblick des Beobachtens Ihre Körperhaltung ganz leicht verändert haben – sozusagen als Reaktion auf die Beobachtung. Das ist die erste Form der Interaktion zwischen Beobachten (Bewußtsein) und Reaktion. Wenn Sie sich jetzt – während Sie sich weiter beobachten – Ihre Trauminsel vorstellen – mit weitem sonnigen Strand, Palmen, smaragdgrünem Wasser und einer leichten Brise, die über Ihre Haut streicht – werden Sie vielleicht einen sehnsüchtigen Atemzug nehmen, und Ihr Körper wird sich etwas entspannen.

Sie sehen, daß Sie zugleich Ihren Körper beobachten, sich etwas vorstellen und die Reaktion des Körpers auf die Vorstellung registrieren können. Oder, mit den Worten von Gerda Alexander: »Das Bewußtsein hat die Fähigkeit, selber Objekt seiner Beobachtung zu sein und gleichzeitig den Auswirkungen dieser Beobachtung im ganzen Organismus nachzugehen, den Wechsel von Tonus, Zirkulation und Atmung, sowie deren Beeinflussung durch Emotionen und Vorstellungen, auch während der Bewegung, zu registrieren.« (*Eutonie*, S. 26)

Wie es gemacht wird – die Praxis:
Es ist eine Eigenart der Eutonie, daß bei keiner Übung mit irgendeiner Form von Stimulierung gearbeitet wird. So wird weder Musik oder Rhythmus eingesetzt, noch werden Übungen durch den Lehrer vorgemacht. Ja, der Lehrer greift so wenig wie nötig korrigierend ein und versucht, die Erlebnismöglichkeiten des einzelnen so wenig wie möglich durch verbale Beschreibungen von Sinn, Ziel und Zweck der Übungen einzuschränken. Das irritiert besonders diejenigen, die in einer Körpertherapie »etwas mit sich machen lassen wollen«, die eine konkrete Anleitung brauchen, zum Beispiel weil sie sich zum erstenmal mit Körperarbeit im weitesten Sinn beschäftigen. Wer also »an die Hand genommen« werden möchte, der sollte zunächst erst einmal einen anderen Weg der Körperarbeit gehen, vielleicht mit der Alexander-Technik oder einer Massage. Wer hingegen ein Maximum an Freiheit im körperlichen Sich-selbst-Erleben sucht, für den ist die Eutonie wie geschaffen. Denn sie räumt jedem Schüler am weitestreichenden

die Möglichkeit ein, seinen ganz eigenen Weg der ausbalancierten Spannung zu finden.

Das geht allerdings nicht so weit, daß der Schüler völlig auf sich gestellt ist. Nein, zur objektiven Kontrolle der Position von Gelenken, Muskeln und Bändern dienen Lehrer und Schüler »Kontrollpositionen«. Das sind die einzigen festgelegten Übungen in der Eutonie, an denen beide, Lehrer und Schüler, die Veränderungen im Körper-Auf-bau überprüfen können. Dabei nimmt die Eutonie den Ausdruck »Auf-bau« wörtlich. Denn keine Körpermethode arbeitet so stark mit dem Bewußtsein für den Knochenbau wie die Eutonie.

Sie beginnt bei der Oberflächen- oder Hautsensibilität und dringt allmählich immer tiefer in den Körperraum vor. Die Haut ist nicht nur unsere äußere Grenze und reguliert unsere »Betriebstemperatur«, sie vermittelt auch den Kontakt zu unserer Umwelt, zum Boden, zu Pflanzen und Tieren und nicht zuletzt zu den Menschen um uns herum.

Bei der Eutonie soll nun aber keine mystische Pseudoverschmelzung mit der Umwelt angestrebt, sondern die Bewußtmachung des eigenen Körperraumes mit dem Knochenbau vorbereitet werden. Um das Zusammenwirken von Knochen, Muskeln und Nerven zu verstehen, führte Gerda Alexander den Ausdruck »Transport« ein. Wer aufrecht steht, mobilisiert Kraft gegen die nach unten gerichtete Schwerkraft. Sie funktioniert wie ein Druck, der als Widerstand gegen unser Eigengewicht von unten auf unser Skelett wirkt. Dieser Druck wird vom Boden ausgehend über die Fußgelenke von Knochen zu Knochen nach oben weitergegeben – oder »transportiert« – und verläuft innerhalb der Statik unseres Skelettes. Er wirkt der Anziehungskraft der Erde entgegen und hat eine aufrichtende Wirkung auf den Körper.

Das hört sich für den Außenstehenden gemeinhin ziemlich merkwürdig an. Aber man stelle sich einmal vor, diese Kraft würde nicht in unserem Skelett wirken … Dann würde unser Körper der Schwerkraft folgen – und zu Boden sacken. Der gesamte Haltungsapparat muß also diese Gegenkraft entwickeln und sie von den Füßen an über Beine und Wirbelsäule nach oben hin aufbauen.

Diese »Haltungsarbeit« erfolgt als Reflex und ist unbewußt. Trotzdem kann man durch gezielte, das heißt bewußtmachende Veränderungen der Sitz- beziehungsweise Stehhaltung diesen Transport-Reflex beeinflussen und optimieren.

Um ein Gefühl für die eigenen Knochen und den Transport-Reflex zu bekommen, heißt es zunächst, das Skelett überhaupt erst einmal wahrzunehmen. Dazu eine einfache *Übung*:

Setzen Sie sich auf eine harte Unterlage (zum Beispiel auf einen hölzernen Schemel), und rutschen Sie ein wenig auf der Sitzfläche hin und her. Sie werden merken, daß die unteren Beckenknochen – die man in weichen Sesseln nicht spürt – auf der Unterlage reiben. Spüren Sie jetzt der Form der Beckenknochen nach: Wo es am meisten drückt, ragen sie am weitesten aus dem sie umgebenden Muskelgewebe hervor. Wo der Druck nachläßt, verschwindet der Knochen in der Tiefe des Beckenraumes. Wenn Sie glauben, gefühlsmäßig einen Eindruck von der Form dieser Beckenknochen gewonnen zu haben, zeichnen Sie diese Wahrnehmung von Ihrem Beckenraum auf, und vergleichen Sie sie mit einer Darstellung aus einem Anatomiebuch oder – noch besser – mit einem Skelett, so wie es bei den Eutonie-Sitzungen gemacht wird. Dabei kommt es gar nicht darauf an, daß sie eine besonders gute Zeichnung gemacht haben. Wichtig ist vielmehr, daß Sie sehen können, wo klare Entsprechungen in der Wahrnehmung Ihres eigenen Körpers sind und wo nicht.

Durch solche Übungen mit Gegenständen werden Form und Lage aller anderen Knochen des Skelettes bei der Eutonie erspürt und im Vergleich mit dem Skelett bewußt gemacht. Dadurch bildet sich allmählich nicht nur eine räumliche Vorstellung für den eigenen Knochenapparat aus, sondern auch ein Gespür für seine Haltefunktion und damit für den Transport-Reflex.

Allerdings ist diese Knochen- oder Tiefensensibilität erst die zweite Stufe. Angefangen wird in der Eutonie zunächst mit einer Steigerung der Oberflächensensibilität, also mit der Haut, weil das als Einstieg einfacher ist. Und erst dann kommt der Knochenbau.

Was erreicht werden soll – das Ziel:

Das Ziel der Eutonie ist es, durch Bewußtwerdung des Transport-Reflexes, des räumlichen Körperaufbaus von innen her und einer höheren Sensibilität für die Spannungen des Halteapparates aus Muskeln, Knochen, Bändern und Gelenken den individuellen Gesamttonus des eigenen Körpers in seiner ganzen Spannbreite zu erleben und flexibel für aktuelle Situationen zu werden. Durch die körperliche Flexibilität – und hier ähneln sich die Ziele der Eutonie und der Feldenkrais-Methode (siehe dort) – wird auch der Geist flexibler. Mit Spannungen, Hemmnissen und Blockierungen lernt der Schüler dadurch variabler umzugehen und so mehr Spaß am Leben zu bekommen. Letztlich will die Eutonie auf diesem Wege dem Schüler »Hilfe zur Selbsthilfe« für die »spannenden Situationen des Lebens« an die Hand geben, um Wahlmöglichkeit zwischen verschiedenen Reaktionsmöglichkeiten zu bekommen, statt wie in den meisten Fällen nur auf eine einzige Weise reagieren zu können.

Wann und für wen es geeignet ist:

Es kommt bei der Eutonie nicht auf die Wiederholungen an, sondern auf den Bewußtwerdungsprozeß. Deshalb ist es nicht wichtig, *wann* man es macht, sondern *wie* man es macht. Mit anderen Worten, man sollte eine Tageszeit wählen, zu der man einigermaßen ausgeruht ist, um die notwendige Konzentration für diese Körperarbeit aufbringen zu können.

Gerda Alexander sagt selbst auf die Frage, für wen die Eutonie geeignet ist: »…weil Eutonie keineswegs ein Sondersystem neben der Praxis des alltäglichen Lebens darstellt, … betrifft (sie) den Gesunden ebenso wie den Kranken, den Sportler wie den Tänzer, den geistig wie den körperlich Arbeitenden.« (*Eutonie*, S. 7f)

Wie lange es dauert:

Eine Einzelsitzung bei einem Eutonie-Lehrer dauert 45 Minuten bis eine Stunde. Für eine Gruppensitzung sollte man eineinhalb bis zwei Stunden Zeit anberaumen. Wie lange man seine eutonischen Übungen zu Hause macht, bleibt jedem selbst überlassen. Denn es kommt ja nicht auf die Wiederholungen an, sondern auf den Bewußtseinsprozeß.

Aus dem oben Gesagten wird deutlich, daß die Entwicklung, die die Eutonie in Gang setzt, ein lebensbegleitender Prozeß ist. Dennoch kann man davon ausgehen, daß 30 Sitzungen für den Anfang ausreichen. Meist beginnt man mit Einzelsitzungen. Doch sollte man unbedingt in Gruppen (meist von acht bis zehn Personen) weitermachen, da die sozialen und zwischenmenschlichen Prozesse und der Austausch über die bei den Übungen gemachten Erfahrungen wichtig sind. Außerdem kann die Spannungsbalance im Kontakt zu mehreren Menschen realitätsnaher gelernt werden. Denn bei der Eutonie soll ja keine meditative Versenkung geübt, sondern die Präsenz sowohl in sich als auch in der Umwelt erlernt werden.

Was es kostet:
Die Einzelsitzung kostet ungefähr 80.- DM pro Zeitstunde, während man für eine Gruppensitzung zwischen 20.- und 40.- DM bezahlen muß.

Literatur:
Alexander, Gerda: *Eutonie*. Ein Weg der körperlichen Selbsterfahrung. München: Kösel 1986[6].
Kjellrup, Mariann: *Bewußt mit dem Körper leben*. Durch Spannungsabbau zu Harmonie und Wohlbefinden. München: Goldmann Tb. Neuaufl. 1987.

FELDENKRAIS-METHODE
Bewegliche Gehirne durch bewegliche Körper

Kurzinformation:
Die Feldenkrais-Methode ist eine *Lern*methode – weder eine Gymnastik noch eine psychotherapeutische Methode (wie die Bioenergetik und Orgontherapie, siehe dort). Sie ist auch keine Haltungs-Schule (wie die Alexander-Technik, siehe dort).

Etwas salopper betrachtet, könnte man sie als so etwas wie einen Abenteuer-Spielplatz beschreiben, auf dem man das Abenteuer »Bewegung« spielerisch ausprobiert. Und genauso wie man als Kind spielerisch das Radfahren gelernt hat, genauso sollte man die Feldenkrais-Bewegungen verstehen: beim Bewegen sich selbst näher kennenlernen, freier werden. Denn (so Moshe Feldenkrais): »Die Freiheit der Wahl ist erst dann gegeben, wenn ich verschiedene Möglichkeiten habe!«

Zum Namen:

Die Feldenkrais-Methode ist nach ihrem Begründer Moshe Feldenkrais benannt. Die Begriffe »Feldenkrais-Methode«, »Bewußtheit durch Bewegung« und »Funktionale Integration« hört man bisweilen als Synonyme. Das ist zum einen richtig (weil sie alle die Arbeit nach Moshe Feldenkrais beschreiben), und zum anderen falsch (weil sie sich mit unterschiedlichen Aspekten befassen). Um diese Begriffsverwirrung gleich zu Anfang aufzuklären, hier die Abgrenzung der Begriffe gegeneinander:

Der Ausdruck *Feldenkrais-Methode* ist auf den Entdecker Moshe Feldenkrais ausgerichtet und bezeichnet ganz generell die Form der Körperarbeit, die von ihm entwickelt wurde.

Funktionale Integration dagegen beschreibt den Teil dieser Bewegungsarbeit, der auf individuelle Fragestellungen und Bedürfnisse, auch konkrete Beschwerden und Schwierigkeiten abgestimmt ist und in Einzelarbeit von einem ausgebildeten Feldenkrais-Lehrer und dem »Schüler« ausgeführt wird.

Bewußtheit durch Bewegung wiederum beschreibt die Gruppenarbeit der Feldenkrais-Methode. Bei dieser Gruppenarbeit kommt es jedoch auf keinerlei Interaktionen der Gruppenmitglieder untereinander an – wie etwa bei den Gruppen der Eutonie. Jeder bezieht sich auf sich allein, macht zwar mit den anderen gemeinsam die angeleiteten Bewegungen, aber er bleibt ganz bei sich, bei seinen Wahrnehmungen und Empfindungen, die er bei den Bewegungen erfährt. Natürlich können sich die Gruppenmitglieder nach den Übungen über ihre Erfahrungen unterhalten. Aber das ist weitgehend den Gruppenleitern überlassen und vom Grad der Vertrautheit der Gruppenmitglieder untereinander abhängig. »Therapeutisch notwendig« sind die Gespräche nicht.

Zur Geschichte:

Moshe Feldenkrais, geboren 1904, hatte ursprünglich mit jeglicher Form der Körperarbeit nichts zu tun. Ganz im Gegenteil, er war professioneller Kopfarbeiter, nämlich Kernphysiker in Tel Aviv, und das wäre er zweifellos geblieben, wenn er nicht eines Tages eine Knieverletzung erlitten hätte, bei der die damalige Medizin nicht helfen konnte. Und weil Feldenkrais besagt physikalisch denkender Mensch war, begann er die Bewegungen und Funktionszusammenhänge zu erforschen, die für die Heilung seines Knies günstig waren und seine ganzkörperliche Beweglichkeit schulten. Im Laufe der Zeit wurde sein Knie tatsächlich besser, und es dauerte nicht lange, bis Freunde neugierig wurden. Im Laufe der Zeit entwickelte er seine Übungen immer weiter und verfeinerte sie. Dabei stellte er fest, daß nicht nur die Körper seiner Schüler immer elastischer wurden, sondern daß sich auch ihr Denken erweiterte. Und weil er wie gesagt ein naturwissenschaftlich denkender Mann war, dessen spezielles Interesse darüber hinaus auch noch der Neurophysiologie, also den organischen Vorgängen im Gehirn, galt, ging er den Prozessen im Zentralnervensystem nach. Das Resultat seiner langjährigen Forschungsbemühungen war die »Feldenkrais-Methode«.

Was dahinter steht – die Theorie:

Für Moshe Feldenkrais sind es drei Einflußquellen, die die Entwicklung einer Person bestimmen. Die beiden ersten (Vererbung und Erziehung durch die Eltern) sind fremdbestimmt. Die dritte Quelle aber, die Selbsterziehung, liegt einzig und allein in der Hand jedes einzelnen. Mit ihr beschäftigte er sich zeit seines Lebens. Dabei fand er zweierlei heraus:

1. Wie ein Mensch »gebaut« ist und in welchem Ausmaß er sich bewegen kann, ist für sein Ich-Bild wichtiger als sonst etwas.

2. Lernen ist *immer* von Bewegungen begleitet. (Das scheint auf den ersten Blick sehr hypothetisch. Doch in seinen neurophysiolo-

gischen und neuropsychologischen Studien hat er diese Aussage ausführlich belegt).

Daraus folgt für Feldenkrais: Will man das Ich-Bild eines Menschen verandern, so muß man das Ausmaß seiner Beweglichkeit verändern.

Die damit verbundenen Lektionen haben eine wechselseitige Funktion: Zum einen ist eine Erweiterung des Bewegungsspielraums das Ziel der Übungen, zum anderen sind die bewußt ausgeführten Bewegungen notwendige Begleitung für den Lernprozeß. Denn Lernen ist nach Feldenkrais ohne Bewegung nicht möglich (siehe oben).

Nun war Feldenkrais aber kein weltabgewandter Mann, sondern den Genüssen und Freuden des Lebens durchaus zugetan. Deshalb war ihm auch klar, daß ein solcher Lern- und Nacherziehungsprozeß niemals funktionieren würde, wenn er als verkrampfter Disziplin-Kampf gegen sich selbst durchgestanden werden müßte. Er wußte sehr genau: Wenn ich etwas verändern will und tue das willentlich, dann halte ich die Veränderung genau so lange ein, wie ich daran denke. Aber in dem Moment, wo ich etwas anderes tue und meine Konzentration von meiner neuen Haltung abgelenkt wird, falle ich wieder in mein »normales«, bisheriges Muster zurück. Deshalb blieb für Feldenkrais nur ein Weg übrig: Beim spielerischen Ausprobieren muß man spüren, daß sich die neue Bewegung besser »anfühlt«, daß sie Spaß macht.

Vollendung und Kunstfertigkeit sind daher bei der Feldenkrais-Arbeit nicht gefragt. Das Wesentliche ist vielmehr dreierlei:

• *Die Bewegungen sollen Spaß machen:* Nur wenn etwas Freude macht, kann man es mit dem nötigen Ernst tun. Denn auf das, was sich im Körper während der Bewegungen ereignet, soll man sich zwar konzentrieren. Aber eben nicht, weil man es »muß«, sondern weil man neugierig darauf ist!

• *Die Bewegungen sollen spielerisch erfahren werden:* So wie Kinder den Kopfstand auch nicht lernen, indem sie sich vornehmen: »So, jetzt lerne ich den Kopfstand!«, sondern beim Spielen zufällig darauf kommen, wie der Kopfstand geht, genauso neugierig und spielerisch sollen auch die Feldenkrais-Bewegungen gemacht werden.

• *Keine Bewegung soll die Grenze zur Anstrengung überschreiten:* Sobald eine Bewegung nicht mehr leicht geht, hat man diese Grenze überschritten. Wenn man zum Beispiel einen Muskel bei einer Bewegung überdehnt, zieht er sich durch eine Gegenbewegung nicht nur wieder in seine ursprüngliche Länge zurück, sondern verkürzt sich in einer Art »Gegenspasmus«, das heißt durch eine solche Dehnungsbewegung wird die Beweglichkeit nicht gefördert, sondern es findet eher eine Einengung statt. Diese Grenze zwischen Anstrengung und Leichtigkeit zu finden bereitet übrigens den meisten Schülern anfangs sehr viel Schwierigkeiten. Der Leistungssport in der Schule hat daran sicherlich seinen gerüttelt Anteil. Aber das immer wieder neue Auffinden dieser Grenze erhöht die Sensibilität im Körper – und auch im Geist – beträchtlich.

Es liegt nahe, daß unter diesen Prämissen Übung und Training bei der Feldenkrais-Methode nicht nur »nicht nötig« sind. Im Gegenteil, sie sind sogar eher hinderlich, weil durch wiederholtes Training nur zu leicht den bewußt-losen Routinebewegungen Tür und Tor geöffnet sind. Und routiniert-mechanische Bewegungen sind weder spannend noch spielerisch, und sensibel sind sie auch nicht.

Aber übende Wiederholungs-Bewegungen sind auch noch aus einem anderen Grund überflüssig: Was man konzentriert erfahren und erlebt hat, wird durch Wiederholungen nicht intensiver. Es ist wie beim Radfahren. Wenn man es einmal kann, braucht man es nicht ständig neu zu lernen.

Wie es gemacht wird – die Praxis:
Eine wichtige Methode, um eine Bewegung intensiv zu begreifen, ist – so paradox es klingen mag – nach Feldenkrais die *Vorstellungskraft.*

So liegt man zum Beispiel bei einer *Übung* auf der linken Seite, die Beine angewinkelt, den linken Arm ausgestreckt vor sich, und legt die rechte Hand flach auf die Stirn, den Ellbogen vom Körper weggestreckt.

Nun rollt man den Kopf nach rechts, läßt die Hand dabei auf der Stirn und spürt, wie sich die Bewegung des Kopfes über Brust und Rückenmuskulatur in den Brustraum fortsetzt, auf das Becken übertragen wird und schließlich an einem Punkt anlangt, wo sie enden muß, soll es nicht wehtun. Dann rollt man den Kopf wieder behutsam zurück. Im zweiten Schritt stellt man sich den ganzen Ablauf noch einmal vor.

Man muß diesen Vorgang einmal erlebt haben, um zu begreifen, wie einfach und effektiv er ist, und wie gut sich das Gehirn solche Abläufe vorstellen und merken kann – und wie die Bewußtheit damit geschult wird.

Feldenkrais hat zeit seines Lebens immer neue Bewegungsabläufe entwickelt, viele davon auch ganz spontan aus dem Stand. Denn gerade weil für ihn Bewegungen Abenteuer in Kopf und Körper waren, wollte er immer neue Erfahrungen machen. Zu dieser Einstellung paßte auch seine Haltung, daß seine eigenen Lektionen keineswegs der allein selig-machende Weg zu mehr Bewußtheit sind. Sie sind nur der Einstieg. Denn wer einmal ein Gefühl für Bewegungsabläufe entwickelt hat, für die beteiligten Muskelgruppen, die Erinnerungen und Erfahrungen, die mit der Bewegung ganz ungezwungen verbunden sind, der kann sich eigene Übungen ausdenken, beziehungsweise sich in jede seiner Bewegungen hineinspüren. Und dann ist er auf dem besten Wege zum Ziel der Feldenkrais-Methode – sich bewußter zu bewegen.

Zum Schluß noch eine Randbemerkung: Man sollte – wie bei jeder Körper-Methode – auch bei der Feldenkrais-Methode darauf achten, bequeme Kleidung zu tragen, die nirgendwo einengt und ausreichend warm hält, da viele Bewegungen auf dem Boden liegend gemacht werden. Der Grund dafür ist relativ einsichtig: Auf dem Boden liegend, müssen die Körpermuskeln nicht der Schwerkraft entgegenarbeiten, sondern können sich entspannen. Mehr Sensibilität für Veränderungen bei den Bewegungen ist die Folge.

Was erreicht werden soll – das Ziel:

Es gehört zu Moshe Feldenkrais Credo, daß jede Bewegung ein Abenteuer ist. Ein Abenteuer im Körper – und vor allen Dingen im Gehirn. Nur bekommen es da gerade die wenigsten mit. Deshalb zielen seine Lektionen darauf ab, das Gespür für die feine

Motorik des eigenen Körpers auszubilden, die vielen beteiligten Muskeln zu spüren, die Veränderung der Körperteile im Raum wahrzunehmen, die stärkere Durchblutung der bewegten Glieder zu erfahren, das Gewicht zu spüren, mit dem der Körper auf dem Boden liegt.

All das sind Sinneseindrücke, die normalerweise nicht wahrgenommen werden. Sie finden im Alltag nicht mehr den Weg vom Sinnesorgan zum Gehirn. Denn der Kopf thront über allem und ist mit Planungsaufgaben beschäftigt. Er richtet seine Aufmerksamkeit in die Zukunft, auf das, was es noch zu tun gilt. Aber was der Körper jetzt gerade, in der aktuellen Gegenwart tut, das bleibt im Wahrnehmungsfilter hängen. Dabei ist nichts entscheidender als die reale Gegenwart. Denn was nützt die erlesenste Zukunftsplanung, wenn man die Genüsse und Vorzüge der Gegenwart nicht wahrnimmt.

Eine solche Sensibilitätserhöhung durch konzentrierte Bewegungen ist allerdings nur das Vehikel, über das Feldenkrais sein höheres Ziel ansteuert. Denn hinter der Feldenkrais-Arbeit steht der Gedanke, daß Handeln gleich Bewegung ist, und daß Handlungen bewußter werden, wenn die Bewegungen bewußter werden. Oder mit den Worten von Feldenkrais: »Was ich will, sind nicht bewegliche Körper, sondern bewegliche Gehirne«.

Die Erhöhung der körperlichen Beweglichkeit geht naheliegenderweise mit einer größeren Geschmeidigkeit und Fitness einher. Zumal die Übungen ja immer nur so weit ausgeführt werden, wie es für den einzelnen leicht geht. Überdehnungen und leistungsmäßige Überforderungen, auch älterer Menschen, kann man bei dieser Methode ausschließen.

Wann und für wen es geeignet ist:

Feldenkrais-Bewegung, die man in der Gruppen- oder in Einzelsitzungen kennengelernt hat, kann man natürlich auch allein zu Hause machen, sie abwandeln, ergänzen oder so lange ausprobieren, bis man selbst spürt, was diese Übung für einen bedeuten kann.

Deshalb sollte man sie zu einer Tageszeit machen, zu der man seine Ruhe hat, ungestört ist und die nötige Muße aufbringt, sich ganz sich selbst und seinen Erfahrungen zu widmen. Die Frage nach der Eignung muß ganz lapidar lauten: für alle, die vermuten, daß der Körper nicht nur zum Funktionieren da ist; die ahnen, daß Bewegung für sich allein Spaß machen kann; die hoffen, etwas zur Steigerung ihrer Körpersensiblität zu finden; die Probleme haben, ruhige, langsame Bewegungsabläufe komplex zu empfinden. Kurzum: Feldenkrais ist für jeden geeignet, der eine geistige Flexibilität nicht durch disziplinierte Meditation oder Konzentration erlangen will, sondern durch spielerisches Erforschen der eigenen Bewegungen.

Wie lange es dauert:
Die eigentlichen Übungen dauern meist nicht länger als 20 bis 30 Minuten, und das ist völlig ausreichend. Länger hält die Konzentration bei den meisten Ausübenden nicht und alles, was darüber hinausgeht, überfordert sie fast schon und würde zu körperlicher Verspannung führen. Man sollte jedoch für eine Einzelsitzung eine Stunde Zeit veranschlagen, bei Gruppensitzungen etwa eineinhalb Stunden. Von dieser zeitlichen Begrenzung abgesehen kann man Feldenkrais-Arbeit ein Leben lang praktizieren, da es zum einen schier unendlich viele Übungen gibt, und man letztlich selbst seine Übungen erfinden kann. Zum anderen ist die Feldenkrais-Arbeit kein Prozeß, den man ständig in Gang halten muß, damit man etwas von ihm hat – wie zum Beispiel das T'ai Chi. Nein, Feldenkrais soll Spaß machen. Und wenn es das nicht mehr tut, dann setzt man einfach aus und beginnt später wieder. Natürlich ist diese durch die Feldenkrais-Arbeit gewonnene Bewußtseinssensibilisierung nicht Selbstzweck, sondern sie soll in den realen Alltag integriert werden.

Was es kostet:
Für eine Einzelsitzung – die am ehesten dann angezeigt ist, wenn konkrete Schwierigkeiten oder Fragen vorliegen, auf die der Lehrer ganz individuell eingehen kann, um so Schmerzen bei den Bewegungen zu vermeiden – muß man 80.- bis 120.- DM veranschlagen, während eine Gruppensitzung zwischen 20.- und 40.- DM kostet. Die Gruppen können unterschiedlich groß sein, da es auf

einen Gruppenprozeß nicht ankommt, sondern jeder für sich seine Erfahrung mit Bewegungen macht. Erfahrungsgemäß sind in den Gruppen acht bis fünfzehn Teilnehmer.

Literatur:

Feldenkrais, Moshe: *Bewußtheit durch Bewegung*. Verhaltenspsychologie oder Erfahrungen am eigenen Leibe. Mit zwölf exemplarischen Lektionen. Frankfurt a.M.: Suhrkamp Tb. 1978.

Feldenkrais, Moshe: *Die Entdeckung des Selbstverständlichen*. Frankfurt a.M.: Suhrkamp Tb. 1987.

Feldenkrais, Moshe: *Abenteuer im Dschungel des Gehirns*. Der Fall Doris. Frankfurt a.M.: Suhrkamp Tb. 1981.

6. Asiatische Methoden

Während für die bisher behandelten, im Westen entstandenen Körpertherapien und -methoden der Buchtitel von Gerda Boyesens Buch »Über den Körper die Seele heilen« geradezu programmatisch ist, gilt für die asiatischen Methoden eher der Satz »Über den Körper die Seele schulen«.

Denn die inzwischen klassisch gewordenen körperorientierten Übungswege – aus dem Reich der Mitte: T'ai Chi Ch'uan; aus dem Land der aufgehenden Sonne: Aikido und aus Indien: Yoga – sind nichts für Zeitgenossen, die über den Körper etwas aufarbeiten wollen. Nein, der asiatische Weg arbeitet immer mit der *Schulung*, was man nicht mit dem westlichen »Training« verwechseln sollte.

Im östlichen Denken gibt es keinen entkörperlichten Geist, sondern nur den Geist, der über den Körper erreichbar ist. Und wenn er auch nur als Gefäß des Geistes betrachtet wird, wie in vielen Meditationsformen, bleibt er ein Faktor, mit dem die Weisen Asiens beim Weg des Geistes rechnen. Entwicklung des Geistes setzt daher immer am Körper an; und Körperübungen zielen letztlich immer auf geistige Entwicklung ab. Das sollte man wissen, wenn man sich für diese Methoden interessiert. Denn sie setzen ein gerüttelt Maß an Geduld, Ausdauer und Beharrlichkeit voraus, ehe man Erfolge erfährt.

Und weil das jahrhundertealte T'ai Chi Ch'uan und das Yoga die älteren Methoden sind (das Aikido gibt es erst seit 1925), seien dem taoistischen Weg aus dem Reich der Mitte und – darauf folgend – dem indischen Weg des Yoga der Vortritt gelassen. Im Anschluß stellen wir die sehr medizinisch ausgerichtete Shiatsu- beziehungsweise Akupressur-Methode vor, sowie die Mischung aus Yoga und Akupressur – das Aku-Yoga. Das gewaltlose Kampftraining Aikido steht am Schluß dieses Kapitels über die asiatischen Methoden.

T'AI CHI CH'UAN
Meditation in Bewegung

Kurzinformation:
Das T'ai Chi Ch'uan ist eine Mischung aus Körpertherapie, Meditation und Kampfsport. Es ist eine in Körperübungen ausgedrückte, ganzheitliche Philosophie mit jahrtausendealter Tradition, deren gesundheitliche Vorsorgewirkung von einer Effektivität ist, wie man sie in unseren westlichen Regionen nicht kennt.

Zum Namen:
Der Name T'ai Chi Ch'uan wird im Deutschen oft mit »Schattenboxen« übersetzt. Das ist keine sehr glückliche Beschreibung dessen, was bei diesen Übungen tatsächlich geschieht. Denn erstens sind die Bewegungen des T'ai Chi Ch'uan sehr langsam und bedächtig und haben überhaupt keine Ähnlichkeit mit der hektischen Herumtänzelei und unmenschlichen Zerstörungswut des Boxens. Und zweitens irritiert der Ausdruck »Schatten«. Denn T'ai Chi Ch'uan hat nichts damit zu tun, daß man seinen eigenen Schatten überspringen müßte oder gegen ihn ankämpfen sollte – zum Beispiel durch Boxen.

»T'ai Chi« ist ein Begriff aus dem »I Ging«, einem der ältesten und weisesten Bücher der Weltliteratur. Die Bedeutung des »T'ai Chi« läßt sich am ehesten aus der Entstehungsgeschichte dieses Orakelbuches aus dem Jahre 1000 vor Christus verstehen.

Wenn ein Orakel zu einer gestellten Frage befragt wird, dann soll es entscheiden, ob man das Gefragte tun soll oder nicht. Deshalb braucht jedes Orakelsystem zwei Zeichen: eins um auf die gestellte Frage mit »Ja« und eins um mit »Nein« zu antworten. Das »Ja« wurde im »I Ging« mit einer durchgehenden Linie dargestellt, das »Nein« mit einer unterbrochenen. Doch durch die Linie kam »die Zweiheit in die Welt«, wie die Chinesen sagen. Denn durch diese Linie gibt es ein Oben und Unten, ein Rechts und Links, ein Vorn und Hinten – kurz: Durch die Linie wurde die Welt der Gegensätze sichtbar. Später dann wurde dieses Konzept durch das Yin und

119

Yang erweitert (die Gegensätze, die zusammen die Einheit ergeben, wie zum Beispiel hell-dunkel, vor-zurück, Zusammenziehen-Öffnen, Ruhe-Bewegung). Damit wurde die Linie, die den Namen T'ai Chi bekam, zum Zeichen für die *Einheit aller Gegensätze*. Aus dieser Geschichte ist die Übersetzung für T'ai Chi am ehesten zu verstehen: das »letzte Höchste«.

Die zweite Hälfte des Wortes »T'ai Chi Ch'uan«, also das »Ch'uan« bedeutet »Hand« oder »Faust«. Diese Doppeldeutigkeit spiegelt einen wesentlichen Aspekt dieser Bewegungsmethode wider. Denn zum einen baut auf ihr eine reaktionsschnelle Selbstverteidigungstechnik auf (»Faust«), zum anderen wird durch die »Hand«-lungen, also die Art der Übung, der Einklang mit dem höchsten Letzten angestrebt.

Zur Geschichte:

Bereits im ersten Jahrtausend nach Christus werden die Ursprünge des T'ai Chi Ch'uan vermutet. Damals herrschten rauhe Sitten und das Recht des Stärkeren war an der Tagesordnung. Das Wissen um die gesundheitlichen und verteidigungstechnischen Vorteile des T'ai Chi wurde daher nur von einem Meister an seine Schüler weitergegeben, weil dieses Wissen nicht nur philosophische Reifung, sondern vor allem auch kampftechnische Vorteile bedeutete. Im 19. Jahrhundert wurde dann aus den verschiedenen überlieferten Versionen von Yang Lu-Ch'an der Yang-Stil entwickelt, aus dem sein jüngster Sohn den Stil entwickelte, der dem T'ai Chi, das heute am weitesten verbreitet ist, am ehesten entspricht.

Was dahinter steht – die Theorie:

Ganz im Sinne des Yin und Yang entwickeln sich die Bewegungen des T'ai Chi auseinander. Denn genauso wie das Yin und Yang keinen Anfang und kein Ende haben, sollen die Bewegungsabläufe keinen Anfang und kein Ende haben. Sie fließen vielmehr ineinander über und auseinander hervor – wie Wasser. Die Philosophie des Yin und Yang findet ihren Ausdruck in den Bewegungsabläufen: »Jede Bewegungsfolge schließt ihren Gegenpart mit ein: auf ein Heben folgt ein Senken, auf ein Vorwärts folgt ein Rückwärts, auf eine schließende Bewegung folgt eine sich öffnende, auf ein Energiesammeln ein Energieaussenden; alles geschieht in einem fortwährenden Wechsel, in dem es keine Unterbrechungen gibt.« (Toyo und Petra Kobayashi: *T'ai Chi Ch'uan*, S. 11)

So drückt der Körper diese jahrtausendealte Philosophie aus und – gleichsam im Gegenschritt – wird dieser philosophische Ansatz körperlich erfahrbar. Und gerade das macht diese Körperübung zu mehr als einer Form von Gymnastik oder Psychotherapie. Denn sie vermittelt das Gefühl der Einheit aller Gegensätze, die Harmonie widerstrebender Elemente, das Ineinander-überführen-Können polarer Teile und so eine ganzheitliche Weltsicht, die gerade in geistigen Fragen von unschätzbarem Wert für den einzelnen ist. Oder mit Kobayashis Worten: »Bei der richtigen Ausführung von T'ai Chi Ch'uan wird der Geist zum Motor der Bewegung. Er lenkt die Lebensenergie, die mit dem Atem verbunden ist, und der Fluß der Energie lenkt die Bewegung… Das Ziel der Übung ist es, den Kreis des Yin-Yang-Prinzips (Dualismus) zu durchbrechen, und die Einheit mit dem ungeteilten Prinzip T'ai Chi (…) zu erlangen (…).« (Toyo und Petra Kobayashi, S. 23).

Wie es gemacht wird – die Praxis:
Um solcherlei »Entwicklungshilfe« aus dem T'ai Chi Ch'uan zu ziehen, muß man bei der Ausführung der Übungen folgendes berücksichtigen:

• Alle Bewegungen sind sanft, langsam und fließend und gehen ineinander über. Die Geschwindigkeit ist gleichbleibend. So »als ob man einen Seidenfaden aus dem Kokon zieht – zieht man zu stark, reißt der Faden, zieht man zu wenig, löst er sich nicht«. Nun weiß der normale Mitteleuropäer zwar nur wenig über das Ziehen eines Seidenfadens. Aber man sollte dieses Bild als Empfehlung dafür betrachten, daß es so etwas wie einen optimalen Rhythmus beim T'ai Chi Ch'uan gibt. Allerdings sollte man ihn weder hektisch suchen noch schlafwandlerisch auf ihn warten: Er ergibt sich einfach – aus der wachen Beobachtung dessen, wie die Übungen auf den eigenen Körper wirken.

• Alle Schwere des Körpers soll nach unten in die Füße sinken. Sie sollen gleichsam wie Wurzeln eines Baumes im Boden ruhen. So gewinnt man die Standfestigkeit eines Stehaufmännchens, aus der sich die »zähe Kraft« entwickeln kann, die aus der Mitte der Fußsohlen strömt.

• Die Haltung ist ungezwungen, aufrecht und bequem. Der Körper ist angenehm entspannt, leicht und beweglich. Der Geist ist ruhig, konzentriert und voller Aufmerksamkeit.

• Die Bewegungen sind mit tiefer Atmung verbunden. Dabei umschließt der Geist das Einatmen, ein Yin-Vorgang, der mit dem Sammeln und Sinken der Lebensenergie und einer zusammenzie-

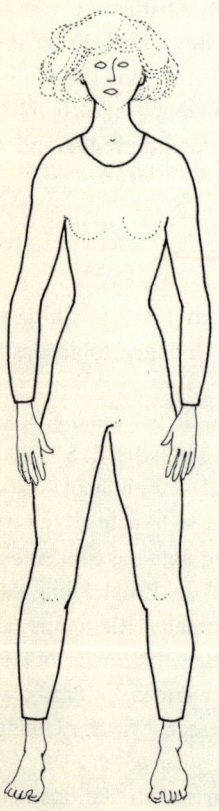

Abb. 6: Grundhaltung des T'ai Chi Ch'uan.

henden Bewegung einhergeht. Er umfaßt aber auch das Ausatmen, einen Yang-Vorgang, zu dem ein Aus-Senden bzw. Mobilisieren der Lebensenergie und eine sich öffnende Bewegung gehört. Der Atem vertieft sich dadurch auf natürliche Weise.

• Alle Teile des Körpers handeln in einer Einheit. Die Bewegung hat ihren Ursprung in den Füßen, wird von den lockeren Hüften gelenkt und wirkt durch die Finger.

• Der Kopf soll in natürlicher Weise aufrecht gehalten werden, so als ob am Scheitelpunkt ein unsichtbares Band befestigt wäre, das ihn im Lot hält.

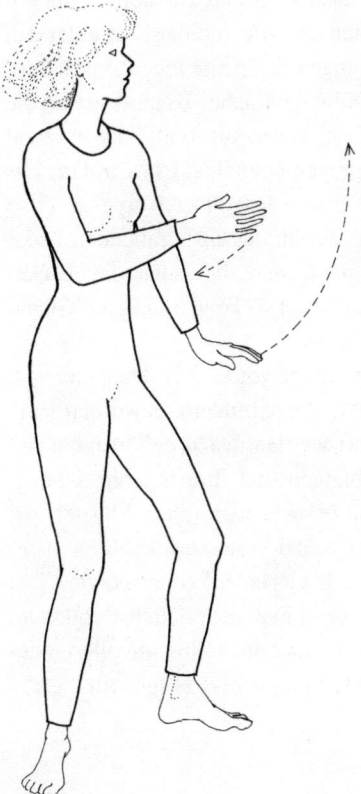

Abb. 7: »Spiele die Laute« (eine T'ai Chi-Stellung).

123

Die einzelnen Stellungen und Bewegungen sowie die Form, das heißt ihre Abfolge, variieren je nach T'ai Chi-Stil. Beim Yang-Stil kennt man 13 Grundstellungen und eine sogenannte Kurzform, die aus 37 Stellungen besteht, die zum Teil sehr poetische Namen tragen wie »Fasse den Vogel beim Schwanz« oder »Spiele die Laute« (siehe Abb. 8). Der Anfänger beginnt jedoch mit dem ersten Drittel der Kurzform, die aus 16 Stellungen besteht und – wenn sie in Fleisch und Blut übergegangen ist – etwa drei Minuten dauert. Alle Stellungen und Bewegungen sind durch Gewichtsverlagerungen von einem Bein auf das andere und durch Bewegungen der Hände gekennzeichnet. Die aufrechte Haltung (mit leicht gebeugten Knien und entspannt-geradem Rücken) wird nie aufgegeben! Behutsam ausgeführte Schritte nach vorn und zur Seite, Drehungen und Wendungen zu den Seiten und wie von der Luft unter den Achselhöhlen getragene Bewegungen der Arme legen Assoziationen an Pantomimen- oder Tanzübungen nahe. Doch drücken die T'ai Chi-Bewegungen mehr Ruhe, Harmonie und Entspanntheit aus. Generell gilt für die Bewegungen beim T'ai Chi Ch'uan, was der Meister Wang Tsung Yueh gesagt hat: »Der Körper muß so empfindsam sein, daß selbst die Berührung einer fallenden Feder bemerkt wird. Er sollte so nachgiebig sein, daß selbst das Aufsetzen einer Fliege ihn in Bewegung bringt.« (Toyo und Petra Kobayashi, S. 30)

Solche Bewegungsabläufe, die gestaltgewordene Philosophie, handelbare Weltsicht und ausführbare Transzendenz geworden sind, müssen in Vollendung praktiziert werden. Dazu gehört nicht nur die praktische Kenntnis der Übungen und ihre tägliche Übung, sondern auch Wissen. Und dazu braucht man einen Meister, bei dem man sie erlernen und immer weiter verfeinern kann.

Dabei sollte man wissen, daß die höchsten Erkenntnisse des T'ai Chi zwar nur erfahrbar werden, wenn man in möglichst vollendeter Form lange Zeit praktiziert, daß aber auch eine unvollkommene Ausübung der Bewegungen durchaus positive Folgen für die Gesundheit hat.

Was erreicht werden soll – das Ziel:
Die harmonisch fließenden Bewegungen haben nicht nur einen
geistig-seelischen Effekt. Sie sind auch körperlich-medizinisch von
Nutzen. Um das richtig zu verstehen, muß man etwas ausholen und
sich das chinesische Gesundheits-Verständnis vergegenwärtigen!
Daß die Chinesen eine andere Vorstellung von dem haben, wie der
menschliche Organismus funktioniert, ist spätestens seit dem Be-
kanntwerden der Akupunktur in unseren Breitengraden kein Geheimnis mehr. Für die Heiler aus dem Reich der Mitte kommt es
nämlich nicht so sehr auf den stofflichen Austausch im Körper an,
»Stoffwechsel« genannt, sondern auf etwas ganz und gar Unstoff-
liches: auf Energie. Sie heißt bei den Chinesen »C'hi« und hat
nichts (!) mit dem »Chi« aus dem Wort »T'ai Chi Ch'uan« zu tun.
Diese Energie fließt in eigenen Bahnen, den sogenannten Meridia-
nen, auf denen übrigens auch die Einstichpunkte angesiedelt sind,
mit denen die Akupunktur ihre Heilprozesse in Gang setzt.
Das C'hi »fließt« ständig zwischen den Yin- und Yang-Polen durch
den Körper. Man sollte es allerdings nicht gleichsetzen mit unserem
Blut. Es hat überhaupt keine organische Entsprechung, sondern ist
feinstofflich, das heißt – aus schulmedizinischer Sicht gesprochen
– nur »als Idee vorhanden«. Das hört sich für ein westliches Gehirn,
das von Kindheit an gelernt hat, mit handgreiflichen Fakten zu ope-
rieren, ziemlich merkwürdig an. Ein Grund, weshalb die Schulme-
diziner auch lange Zeit gegen die Akupunktur gewettert haben.
Aber die Wirkung der Akupunktur-Punkte – die ja nichts anderes
sind als bestimmte Abschnitte eben dieser »nur als Idee vorhandenen« Meridiane – ist nicht abzustreiten. Und »wer heilt, hat recht«.
Eine nicht nur im täglichen Leben gültige Weisheit.
Wenn das C'hi zum Stocken kommt, ist der Mensch – nach chinesischer Definition – krank, weil dann das gesunde Gleichgewicht
im Körper zwischen den sich die Waage haltenden Yin- und Yang-
Kräften gestört ist.
Die Akupunktur heilt nun Krankheiten, indem sie durch Einstiche
in entsprechende Punkte dafür sorgt, daß die Lebensenergie wieder
harmonisch durch den Körper fließen kann und so das Gleichgewicht von Yin und Yang wieder hergestellt wird.

Das T'ai Chi hingegen setzt nicht erst bei der auftretenden Krankheit ein, sondern wirkt bereits im Vorfeld: die fließenden, gleitenden und harmoniefördernden Bewegungen sollen nämlich dafür sorgen, daß das C'hi verstärkt und *ungestört* im Körper fließen kann – um so einen Energiestau erst gar nicht auftreten zu lassen.

Das T'ai Chi Ch'uan ist also – aus der Sicht der chinesischen Medizin – eine Vorsorgemaßnahme, um den Körper gesund zu halten. Daß das kein frommer asiatischer Wunsch ist, sondern effektive Realität, beweisen die vielen alten Menschen in China, die zum Teil schon seit frühester Kindheit jeden Morgen ihre T'ai Chi-Übungen gemacht haben.

Das Ziel des *meditativen Praktizierens* der T'ai Chi Ch'uan-Übungen ist es, das untere Energiezentrum, das Tan T'ien, aufzuladen und auszubilden. Das Tan T'ien liegt drei Fingerbreit unterhalb des Nabels, im ersten Drittel einer gedachten Horizontale zwischen Bauchdecke und Wirbelsäule. Es ist die energetische Mitte des Körpers, aus der alle Bewegungen kommen sollen. Diese Mitte vom Gespür aus zu finden, gehört zu den Grundlagen des T'ai Chi.

Das ist nicht so leicht, wie es sich anhört, sondern mit langem Lernen verbunden, »lebenslangem Lernen« sogar. Das hört man im Westen nicht gern, weil man lieber gleich den Erfolg sehen will. Das T'ai Chi jedoch ist etwas, mit dem man sich immer beschäftigen kann. Und je mehr man das tut, um so mehr erkennt man die Tiefe, die in den Bewegungen steckt.

Neben der Meditationsform kann das T'ai Chi Ch'uan auch zu *Selbstverteidigungszwecken* ausgeübt werden. Dabei gehört das T'ai Chi nicht in die Gruppe der harten Kampfsportarten – wie zum Beispiel Karate, Taek Won Do oder viele Kung Fu-Arten – sondern wird zu den »sanften Schulen« gerechnet. Sie betonen nicht die Abhärtung und hohe Wirksamkeit ausgeführter Schläge, sondern fordern, daß die optimale Selbstverteidigung im Einklang mit der Natur des Menschen geschieht. Dabei gilt zu bedenken, daß unser Körper zum größten Teil aus Wasser besteht. Wasser zeichnet sich in der Natur aber nicht durch äußere Härte und Körperkraft aus, sondern durch Sanftheit und Nachgiebigkeit, gepaart mit unüber-

windlicher Stärke. Genauso soll auch das T'ai Chi zur Selbstverteidigung ausgeführt werden. Es wird zwar langsam und entspannt
geübt, entwickelt aber eine außergewöhnliche Schnelligkeit und
eine Stärke, die von besonderer Qualität ist. Außerdem fördern die
Übungen die Geschmeidigkeit der Muskeln und Sehnen, das Nervensystem ist entspannt und die Ausgewogenheit der Bewegungen
sowie die Ausbildung der Mitte ermöglichen eine außergewöhnliche Körperbeherrschung.

In den Übungen – die natürlich zu zweit ausgeführt werden müssen
– gehört es zum T'ai Chi-Prinzip (ganz im Sinne des Yin und Yang),
das Harte mit dem Sanften und Nachgebenden zu überwinden. Man
lernt einer Kraft nachzugeben, ohne dabei den Kontakt zu seinem
Partner – oder Gegner – zu verlieren, und sich dabei seiner Geschwindigkeit anzupassen. »Das bedeutet für den Fall eines
Kampfes, daß ein Gegner uns weder treffen noch fassen kann –
seine Techniken bleiben somit unanwendbar … Wenn so durch
Nachgeben die Kraft des Angreifenden sich selbst verbraucht hat
und zu ihrem Ende gekommen ist, dann genügt meist ein Bruchteil
dieser Kraft, den Gegner aus dem Gleichgewicht zu bringen.«
(Toyo und Petra Kobayashi, S. 19)

Wann und für wen es geeignet ist:
Wer eine Meisterschaft anstrebt, wird sich lebenslang konzentriert
mit T'ai Chi befassen. Wer sich nicht so intensiv darauf einlassen
will, kann auch die Bewegungen einigermaßen gut lernen und üben,
weil es ihm Spaß macht. Auch in diesem Fall sind gesteigerte Beweglichkeit und bessere Gesundheit möglich; der größtmögliche
Nutzen wird natürlich bei regelmäßigem Üben erzielt.
Morgens ist die richtige Zeit für die täglichen Übungen, da mit
ihnen der Energiefluß einen guten »Schubs« für den ganzen Tag
bekommt.

Wie lange es dauert:
Für Anfänger werden T'ai Chi-Wochenenden angeboten und Kurse,
die ungefähr 10 Sitzungen umfassen. Durch Wiederholung und das
Ineinander-Überleiten der einzelnen Stellungen ergibt sich ein

Übungsangebot, das als Einstieg reicht und dann in Kursen und Workshops für Fortgeschrittene vertieft und erweitert werden kann. Wie lange (und ob) man täglich übt, liegt im Ermessen jedes einzelnen. Man sollte erfahrungsgemäß jedoch mindestens 20 Minuten täglich dafür veranschlagen.

Was es kostet:
Die Kosten für ungefähr 1 1/2 Stunden belaufen sich auf 15.- bis 25.- DM, für ein Wochenende muß man 120.- bis 190.- DM rechnen. Dabei werden die Übungen erfahrungsgemäß für Anfänger zunächst in Gruppen von circa 15 bis 20 Teilnehmern praktiziert.

Literatur:
Kobayashi, Toyo und Petra: *T'ai Chi Ch'uan.* Ein praktisches Handbuch zum Selbststudium. München: Hugendubel 1984[2].
Kobayashi, Petra: *Der Weg des T'ai Chi Ch'uan.* Geistiger Hintergrund und taoistische Praktiken. München: Hugendubel 1987[2].
Anders, Frieder (Hrsg.): *Taichi – Chinas lebendige Weisheit.* Grundlagen der fernöstlichen Bewegungskunst. München: Diederichs 1987[2].
Soo, Chee: *Die Kunst des T'ai Chi Ch'uan.* Der taoistische Weg zu körperlich-seelischer Gesundheit. München: Kösel 1986.

YOGA
Durch Herrschaft über den Körper den Geist befreien

Kurzinformation:
Das Wort »Yoga« bedeutet Anspannung, aber auch Entspannung und Vereinigung. Diese Methode beinhaltet eine Serie sehr alter *indischer Übungen*, die bestimmte Körperhaltungen und Bewegungsabläufe einschließen und mit gezielten Atemtechniken verbinden.

Zur Geschichte:

Die Ursprünge des Yoga verlieren sich im Dunkel indischer Mythen. Man sagt, es sei erleuchteten Menschen von den Göttern selbst übergeben worden. Deshalb sei hier eine recht kuriose Geschichte über die Entstehung des Yoga nacherzählt: Shiva, der dritte Gott in der Hindu-Dreifaltigkeit, der Verwandler und Zerstörer, ging einst mit seiner Frau Parvati auf eine sehr einsame Insel – weit weg von den Menschen. Dort weihte er seine Frau in die Geheimnisse der Yoga-Übungen ein. Aber ein Fisch näherte sich der Insel und verharrte, ohne sich ein einziges Mal zu bewegen, und wurde so Zeuge der Unterweisung durch den Gott. So wurde der Fisch der erste Yoga-Schüler. Später nahm er menschliche Gestalt an und erzählte und lehrte das geheimnisvolle Wissen weiter.

Ob diese Geschichte nun wahr ist oder nicht, sicher ist, daß man in Indien schon seit Tausenden von Jahren bestimmte Bewegungsabläufe und Körperpositionen praktiziert. Manche dieser Haltungen haben Tier- oder Pflanzennamen, zum Beispiel »Salabhasana« (»Heuschrecke«) oder »Vrksasana« (»Baum«) und stellen damit einen engen Bezug zur Natur her. Andere beinhalten Bewegungsabläufe, die an Stammesrituale erinnern, zum Beispiel »Virabhadrasana« (»Krieger«), und wieder andere sollen den Körper auf seine göttliche Herkunft einstimmen (»den Himmel auf Händen tragen«).

Auch gesundheitliche Überlegungen finden in den Übungen ihren Niederschlag. Verschiedene Positionen und Bewegungen weisen schon vom Namen her auf den Nutzen für die menschliche Gesundheit hin wie zum Beispiel »Uttanasana« (»Entspannt sein«). Später wurden die verschiedenen Haltungen und Übungen systematisiert, z.B. in der Bhagavadgita (300 vor Christus), einem der heiligsten Bücher Indiens. Es entstanden verschiedene Richtungen, von denen das Raja-Yoga und das Hatha-Yoga vielleicht die bekanntesten sind. Raja-Yoga ist der Weg zur Kontrolle des Geistes, Hatha-Yoga (Ha-tha = Sonne-Mond), auch Körper-Yoga genannt, beschäftigt sich vor allem mit der Kontrolle des (physischen) Körpers (als Träger des Geistes).

Für den Anfänger sind die verschiedenen Bezeichnungen des Yoga eher verwirrend. Man hat genug damit zu tun, die oft kaum aussprechbaren Namen zu behalten. Aber Yoga kann man getrost auch beginnen, ohne den ganzen philosophischen Hintergrund zu kennen. Hier interessiert besonders die beabsichtigte Wirkung des Yoga auf den Körper (Hatha-Yoga) und damit auch auf die Seele, die der Mensch nach östlicher Auffassung wie ein Gefäß in seinem Leibe trägt. Dazu muß man kurz auf das besondere Verständnis der asiatischen Medizin eingehen.

Was dahinter steht – die Theorie:

Um die philosophischen Grundlagen des Yoga verstehen zu können, muß man kurz auf das besondere Verständnis der asiatischen Tradition eingehen. In der östlichen Tradition hat die Medizin oder Gesundheitspflege viel mehr eine vorbeugende Aufgabe. Man sagt, daß im alten Indien ein Arzt solange bezahlt wurde, wie man gesund war. Bei einer Krankheit verlor der Arzt seinen Kunden. Diese Denkweise ist für den westlichen Menschen fremd. Hier braucht und engagiert man einen Arzt gerade dann, wenn man krank geworden ist.

Für den östlichen Mensch sind die wichtigsten Quellen von Gesundheit: eine *bewußte Ernährung*, die *richtige Lebenseinstellung* und *geeignete Übungen*, die den Körper von Verspannungen befreien und die Ausscheidung toxischer Stoffe (Körpergifte) beschleunigen.

Bevor sich eine Krankheit durch bestimmte Symptome manifestiert, kommt es nach der Lehre des Yoga im Körper zu Verspannungen und zu einer Ballung unausgeschiedener Giftstoffe. Arbeitet man rechtzeitig an der Beseitigung dieser »Vorboten« von Krankheit, können ernstere Beschwerden vermieden werden.

Was erreicht werden soll – das Ziel:

Auch im Zusammenhang mit T'ai Chi und Aikido (siehe dort) wird über das Gesetz von Yin und Yang berichtet. Es besagt, daß jede Energie das Bestreben hat, ihrem Höhepunkt zuzustreben, was aber gleichzeitig den Beginn einer Veränderung, einer Umpolung, bedeutet. Wird dieser Fluß unterbrochen, entstehen Stauungen und

Störungen. Das Gleichgewicht ist verloren, es besteht eine Disharmonie mit dem ewigen Gesetz. Yoga unterstützt den Energiestrom, es baut Blockaden ab, es bezieht die Pole von Yin und Yang im menschlichen Körper in einer natürlichen Schwingung aufeinander. Das Ergebnis sind geistige Sammlung, innere Stille, ein bewußteres Körpergefühl und eine Verminderung körperlicher Spannungen.

Wie es gemacht wird – die Praxis:
Yoga ist nicht nur die älteste »Körpertherapie«, sondern auch die bekannteste. Millionen von Menschen in der ganzen Welt sammeln sich – in aller Regel morgens vor der ersten Nahrungsaufnahme – wenigstens für eine ganz kurze Zeit und verharren in einer Yogaposition. Auch in vielen Gymnastik- und in Tanzvorbereitungsübungen findet man immer wieder Yogaelemente.

Zur *Vorbereitung auf das Üben:*
• Yoga macht man in einem Yoga-Zentrum oder an einem anderen ruhigen Ort, wenn möglich im Freien. Der frühe Morgen und der Abend sind die besten Zeiten.
• Die Kleidung soll völlige Bewegungsfreiheit ermöglichen. Man ist barfuß, um festen Kontakt mit dem Boden zu haben. Das einzige Hilfsmittel ist eine Decke für die Sitz- und Liegestellungen.
• Nach einem leichten Essen sollte man eine, nach einer Hauptmahlzeit bis zu drei Stunden warten, bis man mit den Übungen beginnt.
• Noch etwas ist wichtig: man duscht *vor* den Übungen. Danach sollte man die erarbeiteten Schwingungen nicht gleich vom Körper abwaschen.
Wenn man Yoga beginnt, steht man in aller Regel anfangs vor der Schwierigkeit, die elegant anmutenden, aber unglaublich schwierigen Körperhaltungen nachzuahmen. Der Körper ist steif, und manche Verdrehung erscheint eher eine Zumutung als eine Erleichterung.

Als Beispiel wollen wir die *Übung* »Kobra« (Bhujangasana) oder »Schlangenhaltung« vorstellen.

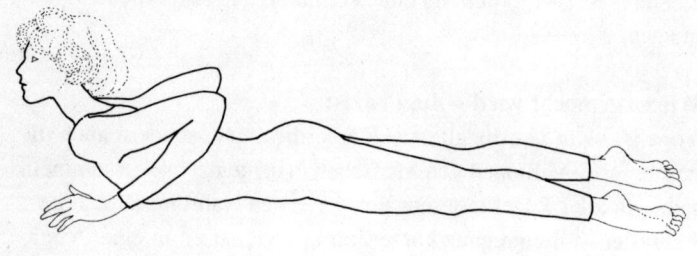

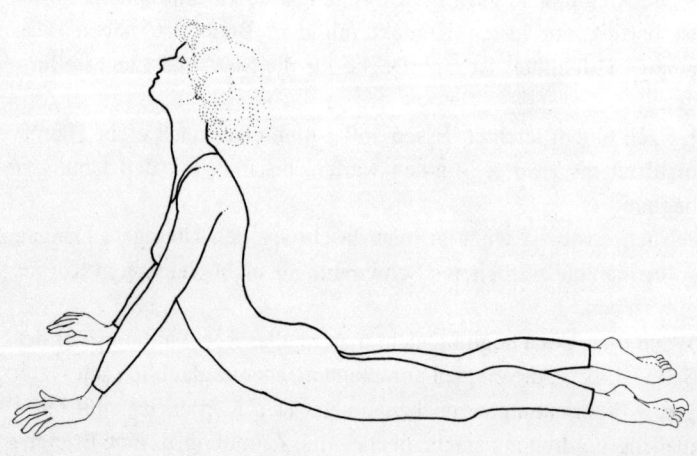

Abb. 8: Die »Kobra« (eine Yoga-Übung).

Legen Sie sich bäuchlings nieder, mit dem Gesicht auf dem Boden. Die Beine sind ausgestreckt. Setzen Sie nun die Handflächen mit nach vorne zeigenden Fingern unter Ihren Schultern auf den Boden. Atmen Sie einige Male ruhig ein und aus. Entspannen Sie sich, finden Sie einen Zustand innerer Ruhe.

Jetzt drücken Sie sich mit den Armen vom Boden ab, wobei Ihr Kopf und dann Ihr Oberkörper langsam hochkommt (das ist vergleichbar mit dem Aufrichten einer Schlange). Nur wenn Ihr Körper sehr biegsam ist, können Sie die Arme strecken und Ihren Kopf sogar nach hinten fallen lassen. Das Becken muß dabei den Boden berühren. Sind Sie noch etwas steif, wird sich bei gestreckten Armen auch Ihr Becken vom Boden abheben. Dann beugen Sie bitte die Arme wieder so weit, bis Ihr Becken auf dem Boden aufliegt. Achten Sie darauf, daß Sie die Schultern nicht zum Kopf hin hochziehen.

Bleiben Sie in dieser Schlangenhaltung zunächst ungefähr eine halbe Minute, wobei Sie bitte ruhig weiteratmen und Ihren Atemfluß nicht durch Anhalten unterbrechen. Danach entspannen Sie sich wieder, indem Sie die Ausgangsstellung einnehmen. Bleiben Sie so noch einige Minuten lang liegen.

Der Schüler des Yoga braucht zuallererst *Geduld*. Nur ein behutsames und langsames Vorgehen öffnet ihn mit der Zeit für das befreiende und entspannende Gefühl des Yoga. Die verschiedenen Haltungen heißen übrigens »Asanas«, zu deutsch »Sitzarten«.

Gleichzeitig braucht der Yoga-Schüler *Disziplin*. Das ist mehr als nur eine Methode zur Erlangung kunstvoller Körperpositionen. Es ist selbst ein Ziel des Yoga. Wer sich in Disziplin fügt, findet in sich selbst die richtige Ordnung. Tägliche Übungen – und wenn auch nur zehn oder fünfzehn Minuten lang – sind daher eine wichtige Voraussetzung.

Neben der richtigen Körperhaltung ist die richtige *Atmung* (»Pranayama«) von größter Wichtigkeit. Der Luftstrom, der über Nase und Mund in unseren Körper strömt und ihn wieder verläßt wie ein sanfter Wind, heißt »Prana«, die Lebenskraft. Die Chinesen nennen sie Chi, die Japaner Ki. Yogahaltung und Atmen gehören zusammen. Die Asana (Körperposition) bestimmt die Bahn, der Atem ist der reinigende und belebende Fluß.

Große Betonung liegt auch auf der *Entspannung*. Man sollte keine Übung machen, ohne sich *zuvor* und besonders *anschließend* zu entspannen. Nur so berühren die Asanas tiefere Schichten von Körper und Seele.

Ein weiterer wichtiger Moment ist die *Intuition*. Trotz aller exakten Anweisungen der Yoga-Schulen soll der Lernende auf seinen eigenen Führer hören. Dies sind Stimmen, Gedanken und Empfindungen, die ihm raten, die eine Übung zu vertiefen oder den Atem noch intensiver gerade in dieses Körperorgan zu lenken.

Auch die richtige »*Einstellung*« ist von Bedeutung. Wer Yoga wie einen Leistungssport betreibt oder sich in kürzester Zeit von lästigen Fettpolstern befreien will, mißbraucht den Geist des Yoga. Yoga ist keine reine Körperübung, es ist letztlich eine Kommunikation mit dem Göttlichen, das in allem ist. Man braucht aber deshalb keine klösterliche Disziplin mit täglichen Yoga-Exerzitien. Yoga ist viel eher eine Feier des Menschen im Tempel seines eigenen Körpers.

Wann und für wen es geeignet ist:

Yoga kann jeder beginnen – aber nur wenige werden es bis zur Meisterschaft bringen. Aber auch wer in den ersten Anfängen stehen bleibt, kann trotzdem einen Nutzen daraus ziehen, wenn er täglich eine bestimmte Zeit lang Yoga macht. Besonders angeraten ist Yoga bei Menschen, die an Konzentrationsmangel oder enormer Aktivität (Hyperaktivität) leiden. Auch bei Schlafstörungen bringen bestimmte Yogaübungen eine Hilfe. Aber man sollte nicht vergessen, daß Yoga primär nicht zur Symptombehandlung geschaffen ist. Yoga will dem ganzen Menschen eine höhere Harmonie vermitteln. Übrigens gibt es keine Altersgrenze für das Yoga. In einem Münchner Zentrum begann eine Frau mit neunundsechzig Jahren mit Yoga und brachte es nach einem Jahr zu einer erstaunlichen »Meisterschaft«. Yoga baut den typischen Alterserscheinungen vor, oder wie eine Teilnehmerin es etwas salopp ausdrückte: »Mach' ich Yoga, bleibt der Alterskalk aus!«

Wie lange es dauert:
In einer Abendgruppe in einem Yoga-Zentrum praktiziert man Yoga ungefähr 90 Minuten. Wie bereits erwähnt, verbringt man diese Zeit nicht nur mit den eigentlichen Asanas, sondern auch mit Entspannungspausen. Es gibt auch Yoga-Wochenendkurse, Yoga-Urlaub und Yoga-Ausbildungsseminare, die sich über einen Monat erstrecken können.

Was es kostet:
Ein Yogaabend ist vergleichsweise billig. Im Schnitt kann man mit 15.- DM rechnen. Einzelyogasitzungen kosten ca. 50.- DM.

Literatur:
Yoga im Westen, Zeitschrift des Deutschen Yoga-Instituts, Steinlachallee 34, 7400 Tübingen.
Hoare, Sophy: *Yoga. Geschichte, Philosophie und ein komplettes Übungsprogramm*. Ravensburg: Ravensburger Tb. 1984[3].
Pilss-Samek, Hannelore: *Yoga + Gymnastik*. München: Humboldt Tb. 1978.

SHIATSU und AKUPRESSUR
Gesundheit durch Fingerdruck

Kurzinformation:
Shiatsu und Akupressur sind zwei sehr ähnliche Verfahren. Sie werden daher gemeinsam beschrieben. Bei beiden wird der Körper durch Fingerdruck behandelt, und beide legen außer der reinen Körperbehandlung großen Wert auf gesunde Ernährung und Lebensführung.

Zum Namen:
Shiatsu entstammt dem *Japanischen*. »Shi« bedeutet »Finger« und »Atsu« bedeutet »Druck«. Also: »Fingerdruck«.

Die Akupressur entstammt dem *chinesischen* Kulturkreis. Der Name selbst hat aber eine lateinische Wortwurzel und bedeutet »Heilung durch Druck«.

Zur Geschichte:

Schon immer behandelten Menschen Schmerzen und Verletzungen mit Hilfe einer natürlichen Akupressur. Wer Kopfschmerzen hat, sucht automatisch mit seinem Finger nach Stellen am Kopf und beginnt, sie leicht zu drücken. Wer beim konzentrierten Sprechen seine Nasenwurzel reibt, oder mit dem Daumen über seine Fingerkuppen streicht, nimmt völlig instinktiv eine Akupressurbehandlung vor. Das ursprüngliche medizinische Werkzeug des Menschen war die Hand. Als würde sie von einem medizinisch denkenden Kopf geführt, nimmt sie bei Störungen im Körper automatisch die richtigen Griffe vor.

Im alten China beließ man es nicht bei dieser instinkthaften oder intuitiven Körperheilung. Man sagt, daß schon vor Tausenden von Jahren Ärzte am Kaiserhof die seltsame Entdeckung machten, daß aus der Schlacht heimkehrende Krieger darüber berichteten, daß sie durch eine neue, nur geringfügige Verletzung durch einen feindlichen Speer, ein bereits bestehendes, älteres Leiden plötzlich kuriert hatten. Die chinesischen Ärzte glaubten weder an Wunder noch an einen Zufall, sondern erforschten die Ursache der eigenartigen Genesungen: die Kunst des Nadelstechens – die Akupunktur – war geboren.

Bald erzielte man unglaubliche Heilungserfolge – nur dadurch, daß man feine Nadeln an ganz bestimmten Körperpunkten einstach. Daß diese Methode darüber hinaus nahezu völlig schmerzfrei war, machte die Akupunktur als heilende Methode noch wertvoller und beliebter. Aber sogar die Nadeln waren oft überflüssig: schon ein bestimmter Druck mit der Fingerkuppe oder dem Handballen am richtigen Körperpunkt hatte eine vorbeugende und schmerzlindernde Wirkung. Diese Entdeckung wiederum war die Geburtsstunde der Akupressur.

Daß Shiatsu und Akupressur nicht nur medizinische Wunder vollbringen können, ist einer asiatischen Geschichte zu entnehmen:

Eine junge Frau litt so sehr unter ihrer Schwiegermutter, daß sie einen mächtigen Zauberer bat, er möge ihr Gift geben, das sie der bösen Frau unter ihr Essen mischen wollte. Der Zauberer fand sich dazu bereit und gab ihr eine Flüssigkeit, riet der Frau aber dringend, der Schwiegermutter täglich eine Shiatsu-Behandlung zu geben. Nur so würde das Gift im Körper unbemerkt bleiben und einen natürlichen Tod vortäuschen. Die Frau behandelte ihre Schwiegermutter vier Wochen lang und gab ihr täglich etwas von dem Gift. Nach diesem Monat hatte sich aber das Verhältnis zwischen den beiden Frauen vollständig verändert: Die junge Frau hatte durch die ständige Berührung so starke Zuneigung zu der älteren Frau gewonnen, daß sie erneut zum Zauberer lief und ihn bat, er möge ihr rasch ein Gegengift geben. Auch die Schwiegermutter war durch die Behandlung wie ausgewechselt. Der Zauberer aber lächelte und verriet, daß das »Gift« nichts als Wasser gewesen war, und daß die wundersame Veränderung durch die Behandlung mit Shiatsu zustande gekommen war.

Was dahinter steht – die Theorie:
Die Akupressur hat nicht nur vom Namen her eine sehr enge Beziehung zu ihrer großen medizinischen Schwester, der Akupunktur. Beide Verfahren bauen auf der Theorie besonderer »Energiepunkte« auf, die über die ganze Oberfläche des menschlichen Körpers netzartig verteilt sind und in Verbindung zu allen inneren Organen und deren Funktionen stehen. Der innere Organismus des Menschen hat eine äußere Entsprechung. Drückt, reibt oder erwärmt man diese Punkte, stimuliert man gleichzeitig die dazu gehörigen inneren Körperorgane. Manchmal liegen die Punkte nahe bei den entsprechenden Organen, aber genauso oft sind sie an völlig anderen Stellen des Körpers. Die Verbindungslinien der Punkte untereinander heißen Meridiane. Es gibt allerdings auch ungefähr 800 Punkte ohne Meridiane, die sogenannten Sonderpunkte. Man gab ihnen teilweise blumig klingende Namen, aber auch einfache Nummern, und ordnete sie in Punkte ersten, zweiten und dritten Ranges ein.
Drückt man zum Beispiel zwischen dem Daumen und dem Zeige-

finger, etwa einen Zentimeter entfernt vom Daumenansatz (Aku-
pressurpunkt: Dickdarm Di4), so behandelt man damit Kopfschmerzen und gleichzeitig Verstopfung. Drückt man den Punkt
DE5 (dreifacher Erwärmer 5), – er liegt ungefähr 3 Zentimeter über
dem Handgelenk –, kann man auf Müdigkeit und sogar auf depres-
sive Verstimmungen heilsam einwirken.

Um eine irrige und weit verbreitete Vorstellung zurechtzurücken:
Die Akupressurpunkte sind nicht Nervenenden, die unter der Haut
liegen und über Nervenbahnen mit den Körperorganen verbunden
sind! Es gibt überhaupt keine physiologisch nachweisbare Verbindung, was die Akupressur in der westlichen Medizin auch so
schwer Anerkennung finden läßt. Es handelt sich um reine Energiepunkte und Energiebahnen. Allerdings sprechen heute feine
physikalische Geräte auf die Aku-Punkte an und helfen bei der
Lokalisierung.

Shiatsu und Akupressur wirken durch Reizung bestimmter Körperpunkte auf die Körperenergie. Wie schon in anderen Zusammen-
hängen erwähnt, heißt bei den Chinesen diese Energie »Ki«. Zusammen mit Ernährung, Luft, Wasser und Übungen setzt Shiatsu
und Akupressur das »Ki« frei, das im Hauptenergiezentrum des
Körpers – es befindet sich drei Fingerbreit unterhalb des Nabels –
liegt, und von dort aus über die Meridiane den ganzen Körper
durchströmt.

Die Chinesen kennen fünf Elemente: Holz, Feuer, Erde, Wasser
und Metall. Der Begriff Element ist nicht mit der modernen Vorstellung, wie sie in der Chemie verwendet wird, zu vergleichen.
Die fünf Elemente sind eher metaphysische Begriffe, die aber
durchaus eine praktische Relevanz besitzen. So wird zum Beispiel
jedes Organ einem bestimmten Element zugeordnet. Das Herz ist
ein Organ des Feuers, die Nieren sind dem Wasser zugeordnet,
die Leber dem Holz, die Milz ist ein Erdorgan, und die Lungen
haben die Zuordnung zum Metall. Besitzt jemand zuviel Feuer,
– was eine Überlastung des Herzens bedeuten kann –, dann wird
der Therapeut das Element Wasser mobilisieren, indem er die
Nieren stimuliert (sie sind dem Element Wasser zugeordnet) und
so versuchen, das zu starke Feuer zu »löschen«. Vor einer medi-

zinischen Behandlung durch Akupunktur, Akupressur oder Shiatsu, muß der Therapeut zunächst also den »Elementenspiegel« der einzelnen Organe »diagnostizieren«. In aller Regel erhält er dafür die Angaben durch die Beschwerden seines Klienten, aber auch dadurch, daß er die entsprechenden Punkte auf ihre Empfindlichkeit hin testet; denn ist ein bestimmtes Organ nicht in Ordnung, dann reagieren auch die zugeordneten Meridianpunkte empfindlicher auf Berührung. Heute gibt es auch Geräte, die nach dem galvanischen Prinzip unterschiedliche Leitfähigkeit, und damit Empfindsamkeit, messen können.

Neben dieser fast philosophisch anmutenden Diagnose und Therapie des Shiatsu und der Akupressur hat die Reizung bestimmter Körperpunkte aber auch einen viel unmittelbareren und praktischen Wert!

Körperliche Störungen sind häufig die Folge von Müdigkeit und Erschlaffung der Muskeln. Komplizierte chemische Prozesse, bei denen durch Verbrennung Energie freigesetzt wird, setzen unsere Muskeln wie ein präzises mechanisches Wunderwerk in Bewegung. Ein Violinvirtuose profitiert davon genauso wie ein Fußballstar. Muskeln ermüden durch Bewegung, was physiologisch einen Anstieg des Milchsäuregehaltes bedeutet. Beim Pausieren und vor allem im Schlaf wird diese Säure wieder abgebaut. Der Muskel ist dann bereit für neue Leistungen. Wird durch ständige Überbeanspruchung, insbesondere durch Streß, der Abbau der Milchsäure erschwert, erschlaffen die Muskeln, können sich nicht mehr richtig kontrahieren. Der Körper wird müde, hat eine geringere Belastbarkeit und signalisiert dem Gehirn mittels Schmerzen seine Behinderung.

Der rhythmische Druck des Shiatsu und der Akupressur auf die erkrankten Muskeln ist so etwas wie ein Wiederbelebungsversuch. Man reizt die Muskeln und versorgt sie mit neuem Blut und Sauerstoff.

Während man für die Behandlung im Sinne des »Ki« und der »Fünf Elementen-Philosophie« einen Spezialisten braucht, kann jeder Mensch bei aufkommenden Körperbeschwerden eine Selbstbehandlung nach dem Prinzip der Muskelstimulation durchführen.

Was erreicht werden soll – das Ziel:
Ziel der Akupressur und des Shiatsu ist es, körperliche Verkrampfungen, vor allem der Muskeln, aufzuheben, und den Energiefluß
des »Ki« zu stabilisieren und zu harmonisieren.

Wie es gemacht wird – die Praxis:
Man benützt die Daumenkuppe oder auch die drei mittleren Finger
(Zeige-, Mittel-, Ringfinger) zusammen, bei Gesicht und Unterleib auch die gesamte Handfläche, und übt einen sanften, aber
durchaus festen Druck auf die schmerzenden Körperstellen aus.
Der Druck soll immer senkrecht ausgeführt werden, insbesondere schiebe man dabei nie die Fingerspitzen nach vorn. Die Dauer
des Druckes soll fünf bis sieben Sekunden betragen. Nur in der
Umgebung des Halses sind kürzere Zeiten angesagt. Wie oft man
jeden Körperpunkt drückt, ist eher dem Gespür des einzelnen überlassen als einer präzisen Regel. Drei bis siebenmal dürfte ein prak-
tizierbares Mittelmaß sein. Eine Schwierigkeit ist es auch, den
Grad des Druckes zu bestimmen. Natürlich hängt er vom Symptom
und vom Zustand des Menschen ab. Aber es wird geraten, den
Druck so stark zu intensivieren, daß eine Empfindung hervorge-
rufen wird, die zwischen Wohlgefühl und Schmerz liegt. Ein be-
rufsmäßiger Shiatsu-Trainer kann einen Druck ausüben, der tiefe
körperliche Wirkungen auslöst, ohne als unangenehm empfunden
zu werden.
Hier eine einfache Shiatsu-Akupressur-*Behandlung* gegen eine
häufige »Zivilisationskrankheit« – den »Kater«:
Man drücke mit den vier Fingern der rechten und linken Hand senkrecht auf die Schädeldecke, und zwar entlang der Scheitellinie. Die
Punkte befinden sich auf der Schädeldecke, wenn man die Nasen-
linie über den Scheitel hinaus verlängert. Aber auch neben dieser
Mittellinie befinden sich zahlreiche Punkte, die Erleichterung versprechen. Es ist auch nicht nötig, den ganz genauen Ort dieser
Punkte zu kennen, da die Fingerkuppen so groß sind, daß sie in
jedem Falle den einen oder anderen Druckpunkt berühren. Nach
einer Behandlung von nur fünf Minuten wird man bemerken, daß
der Kopf wieder freier wird. Diese Maßnahme bewirkt nämlich eine

Erweiterung der Blutgefäße und dadurch eine stärkere Durchblutung des Kopfes.

Druck auf den Kopf hilft jedoch nicht nur gegen »Kater«, sondern vermag auch gegen ein steifes Genick oder gegen jene Ermüdung, die Büroangestellten so oft die Arbeitslust und die Konzentrationsfähigkeit nimmt, einiges auszurichten. »Wenn man sich ein paar Minuten Zeit nimmt, um mit drei Fingern auf die Schläfen zu drücken, oder mit vier Fingern auf die obere Partie des Nackens und mit dem Daumen auf den Nackenansatz, so werden Schwung und Energie zurückkehren, und die Arbeit wird leichter vonstatten gehen.« (Tokujiro Namikoshi: *Shiatsu, Heilung durch die Fingerspitzen*, S.31)

Übrigens reicht es nicht immer, nur die Umgebung des schmerzenden oder müden Körperteils zu behandeln. Ein routinierter Shiatsu-Trainer behandelt zusätzlich eine ganze Menge von Allgemeinpunkten, die dem Körper mehr Energie und Gesundheit versprechen.

Kann man Shiatsu und Akupressur an sich selbst ausführen? Shiatsu ist eine einfache, aber dennoch recht effektive Methode. Man kann sich durchaus über ein Buch soviel Einblick verschaffen, daß man sogleich am eigenen Leib experimentieren kann.

Wann und für wen es geeignet ist:

Insbesondere dann, wenn die Symptome nicht schwerwiegend sind – wie bei Kopfschmerzen, »Kater«, akuter Müdigkeit und vorübergehenden Ängsten (Flugangst) –, ist der gezielte Griff nach dem eigenen Körper ganz sicher besser als die gewohnten Pillen. Oder man führt zwischendurch – zum Beispiel während einer Zug- oder Autofahrt – vorbeugend ein paar Griffe gegen aufkommende Müdigkeit durch. Auch als »Partnerbehandlung« sind Shiatsu und Akupressur anwendbar. Zum Beispiel kann man gegenseitig durch Druck auf das Schulterblatt und Punkte des Schulterblattrandes Energie mobilisieren.

Vor allem als vorbeugende Methode und als Energie mobilisierende Technik haben Shiatsu und Akupressur gute Möglichkeiten in der Selbst- und Partnerbehandlung. Man sollte aber die Gefahr berücksichtigen, daß man zu lange mit der falschen Methode an sich »herumdoktert«, bevor man einen Spezialisten aufsucht. Wie bei allen schwierigen und länger andauernden Beschwerden ist der Gang zu einem Shiatsu-Trainer und gegebenenfalls auch zu einem Arzt das einzig richtige.

Wie lange es dauert:
Eine Shiatsu- oder Akupressurbehandlung dauert 30 Minuten, bei Krankheiten bis zu einer Stunde.

Was es kostet:
Eine Selbstbehandlung »kostet« nur etwas Zeit, eine Partnerbehandlung ein paar nette Worte. Beim Gang zum Akupressur- oder Shiatsu-Spezialisten muß man im Durchschnitt mit 40.- DM rechnen.

Literatur:

Kunz, Kevin und Barbara: *Das große Buch der Reflexzonenmassage*. Selbstbehandlung an Hand und Fuß. Genf: Ariston 1987.

Lidell, Lucinda / Thomas, Sara / Beresford-Cooke, Carola / Porter, Anthony: *Massage*. Anleitung zu östlichen und westlichen Techniken. Partnermassage, Shiatsu, Reflexzonenmassage. München: Mosaik 1985.

Namikoshi, Tokujiro: *Shiatsu*. Heilung durch die Fingerspitzen. München: Goldmann Tb. Neuaufl. 1986.

Ohashi, Watura: *Shiatsu, die japanische Fingerdrucktherapie*. Das neue Heilverfahren zur Befreiung von Streß und zur Vitalisierung der Lebenskräfte. Freiburg i.Br.: Bauer 1987[7].

AKU-YOGA
Der ganze Reichtum des fernen Ostens

Kurzinformation:

Aku-Yoga ist eine Synthese einer uralten Yoga-Haltungs-Schule mit zusätzlichen Griffen und Reizungen bestimmter Körperpunkte. Man kann anhand geeigneter Anweisungen diese Technik selbständig an sich ausführen. Es baut Verspannungen und Schmerzen ab und ist – zusammen mit gesunder Ernährung und einer bewußten Lebensführung – besonders als Präventivheilmaßnahme gedacht.

Zum Namen:

Aku-Yoga ist eine Wortverbindung von »Yoga« und »Akupressur«, also zweier Körpermethoden, die beide bereits an anderer Stelle ausführlich beschrieben wurden (siehe dort). Hier noch einmal das Wichtigste in Kürze:

Yoga (Anspannung, Entspannung) ist eine uralte Haltungsschule. Besondere Übungen – Körperhaltungen, die sogenannten Asanas, und eine bestimmte Atemtechnik – stimulieren den Fluß der Körperenergie und stiften ein harmonisches Gleichgewicht zwischen den körperlichen Hauptsystemen und den Organen.

Bei der Akupressur (Heilung durch Druck) drückt man mit den Fingerkuppen auf ganz bestimmte Körperpunkte, was wiederum auf die Körperorgane eine belebende und ausgleichende Wirkung hat.

Während man bei der reinen Akupressur nur diese Punkte durch Drücken, Reiben und Massieren stimuliert, kommt beim Aku-Yoga noch eine bestimmte Yogahaltung dazu. Yoga stammt aus Indien, die Akupressur hat ihren Ursprung im alten China und wurde schon vor Tausenden von Jahren zu einem höchst differenzierten System entwickelt. Mit Aku-Yoga hat man sozusagen das geballte Wissen indischer und chinesischer Vergangenheit in einer einzigen Methode.

Zur Geschichte:

Es gibt verschiedene Yoga-Übungssysteme und – daraus resultierend – verschiedene Yoga-Richtungen und Schulen. Am bekanntesten ist das Hatha-Yoga. Es beinhaltet die verschiedenen Körperhaltungen (Asanas) und Bewegungsabläufe.

Manche der verschiedenen Yoga-Schulen sind Jahrhunderte, ja Jahrtausende alt und beinhalten die verschiedenen asiatischen Wege menschlicher Höherentwicklung und Vollkommenheit. Durch die Begegnung östlicher und westlicher Philosophien entstanden aber auch neue Wege des Yoga. Einer davon ist das Aku-Yoga, bei dem auch Einflüsse moderner Körpertherapien – wie zum Beispiel der Bioenergetik (siehe dort) zu finden sind. Entwickelt wurde es von Michael Gach in Kalifornien, einem erfahrenen Yoga- und Akupressurlehrer. In seinem Buch *Aku-Yoga* beschreibt er seine Erfahrungen und Übungen.

Was dahinter steht – die Theorie:

Das Aku-Yoga stützt sich auf die Theorie – oder besser gesagt Philosophie – des Tao. Es ist die Lehre vom Wechselspiel polarer Kräfte, das die gesamte Existenz erfüllt. Yin und Yang, Plus und Minus, männlich und weiblich, gespannt und entspannt, seien als einige wenige Gegensätze dieser allumfassenden Polarität genannt. Für den westlichen Menschen mutet das wie eine »Geheimlehre« an, aber der östliche Mensch, der es gewohnt ist, in Polaritäten zu denken und zu leben, erkennt dieses Spiel von Yin und Yang überall – auch in seinem Verständnis von Krankheit und Gesundheit. Er vollzieht auf geistiger, gefühlshafter und körperlicher Ebene die Schwingung zwischen den Polen nach; so findet er sein spirituelles Bewußtsein, das aus der Harmonie der drei anderen Ebenen erwächst.

Eine besonders wichtige Rolle spielen beim Aku-Yoga die sieben *Chakras*. Auch die Lehre von den Chakras ist eng mit der Entstehung des Yoga und anderer alter, asiatischer Heilslehren verbunden. Es sind Kraftzentren im Körper, Energiewirbel, die unser physisches, emotionales, mentales und spirituelles Wohlbefinden wesentlich mitgestalten. Genausowenig wie die Meridiane und Akupressur-Punkte eine physiologische Grundlage haben, gibt es auch für die Chakras kein organisches Gegenstück. Sie existieren nur in energetischer Form. Aber man kann sich Chakras, Meridiane und Meridian-Endpunkte wie ein unsichtbares Nervengeflecht vorstellen. Alle Akupressur-Meridiane laufen durch die Chakras. Daher weisen viele Reizpunkte Charakteristika auf, die dem nächstliegenden Chakra entsprechen. Umgekehrt kann über den Druck dieser Stellen das entsprechende Chakra belebt werden.

Das *erste Chakra* liegt an der Wirbelsäulenbasis. Es ist mit dem Sakralnervengeflecht, dem Rektum und den männlichen Geschlechtsorganen verbunden. Besteht zum Beispiel hier ein Ungleichgewicht zwischen den Yin- und Yang-Energien, so ist auch das Grundgefühl eines Menschen gestört. Man fühlt sich gehemmt, hat Schwierigkeiten sich selbst anzunehmen und klammert sich an äußere Dinge wie Statussymbole und Geld. Dominiert die Yang-Energie, wird man – so schreibt Michael Gach in seinem Buch – »besitzergreifend, selbstsüchtig und kümmert sich nur um die Befriedigung seiner unmittelbaren Bedürfnisse« (*Aku-Yoga*, S. 65). Erst eine ausgeglichene Balance zwischen Yin und Yang im untersten Chakra macht den Menschen willensstark, aber nicht engstirnig, direkt, aber nicht rücksichtslos.

Es handelt sich hierbei um ein völlig anderes Verständnis von Geist- und Körperentsprechung als in der europäischen Tradition. Zusammenhänge zwischen Charaktereigenschaften und körperlichen Strukturen werden zwar im Westen seit Wilhelm Reich (siehe Orgontherapie) anerkannt, der Schlüssel ist jedoch der Charakterpanzer oder die Muskelverspannung – nicht innere »Energiezentren«, die man dazu nicht einmal sehen kann.

Das *zweite Chakra* liegt unterhalb des Nabels und steht in Verbindung mit dem Prostataplexus, verschiedenen Drüsen, den weiblichen Geschlechtsorganen und den Nieren. Zum *dritten Chakra* gehört der Solarplexus, die Milz, Bauchspeicheldrüse, Leber und Gallenblase. Das *vierte Chakra* heißt auch Herzchakra, und damit ist seine Lokalisierung bezeichnet: es liegt am Herzen. Das *fünfte Chakra* steht mit der Schilddrüse in Beziehung, die den Energiehaushalt des Körpers reguliert. Mit dem *sechsten Chakra* wird die

Hypophyse assoziiert. Das *siebte Chakra* wird mit der Zirbeldrüse identifiziert, einer Drüse im Gehirn.

Was erreicht werden soll – das Ziel:
Durch Haltungsübungen und Bewegungsabläufe, durch Belebung der Akupressur-Punkte, mit Hilfe einer geführten Atemtechnik und Meditation werden die sieben Chakras belebt. Der Mensch erfährt eine Verbesserung seiner körperlichen und psychischen Gesundheit und findet einen Kanal zu seinem höheren oder spirituellen Selbst.

Wie es gemacht wird – die Praxis:
Aku-Yoga ist eine Selbsterfahrungs- und Selbstanwendungsmethode. Für die allermeisten Übungen braucht man keinen Partner. Wer bereits einige Yoga-Haltungen kennt, hat es sicher einfacher, mit den Übungen zu beginnen. Allerdings sind die Haltungsübungen im allgemeinen recht einfach. Michael Gach hat auf komplizierte, oft akrobatisch anmutende »Asanas« verzichtet. Seine Übungen sind eher eine Art »meditative Gymnastik«.
Als Beispiel einige *Übungen* zur Harmonisierung und Belebung des ersten Chakras, wie es im Buch von Michael Gach beschrieben ist.

»Das Beckenfedern«: Diese Übung stimuliert den ersten Reizpunkt vom »Gefäß des Herrschers«, der an der Wirbelsäulenbasis liegt.
Die Anleitung:
»1. Sitzen Sie auf dem Boden, die Beine vor sich ausgestreckt.
2. Lehnen Sie den Oberkörper etwas zurück und stützen Sie sich mit den Händen am Boden ab.
3. Heben Sie das Gesäß vom Boden ab und lassen Sie es sanft herabfallen.
4. Wiederholen Sie Schritt 3 acht Mal.« (Gach, *Aku-Yoga*, S. 65)

»Streckung des Lebensnervs«: Diese Übung wurde traditionell insbesondere bei Hämorrhoiden, Impotenz und Verstopfung empfohlen. Sie stimuliert die Ausscheidungsenergie. Außerdem streckt sie den Ischiasnerv, der maßgeblich an der Entwicklung von zusätzlichen Energiereserven beteiligt ist. Man führt die Streckung nach beiden Seiten durch, betont jedoch die Seite, auf der man den größeren Widerstand spürt.

Die Anleitung:

»1. Sitzen Sie auf dem Boden, die Beine vor sich ausgestreckt. Beugen Sie das rechte Knie. Sie führen die rechte Ferse unter das Gesäß zwischen Rektum und den Genitalien. Dies übt auf das ›Gefäß der Empfängnis‹ (...) Druck aus.

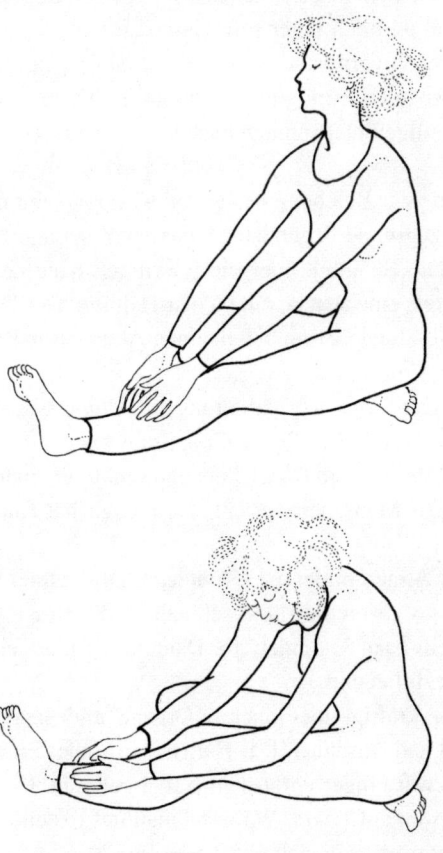

Abb. 9: »Streckung des Lebensnervs« (eine Aku-Yoga-Übung)

2. Sie haben das linke Bein immer noch vor sich ausgestreckt. Fassen Sie das linke Schienbein oder Fußgelenk mit beiden Händen. Atmen Sie ein und richten Sie den Rücken gerade auf. Führen Sie die Stirn beim Ausatmen auf das linke Knie zu, indem Sie den Oberkörper mit den Armen nach unten ziehen.
3. Wiederholen Sie die Übungen auf beiden Körperseiten jeweils eine halbe Minute lang.« (Gach, *Aku-Yoga*, S. 66)

Sicher wird man als Anfänger auch bei dieser einfachen Übung Schwierigkeiten haben. Insbesondere ist es für einen Beginner recht schwer, den Fuß wirklich unter sein Gesäß zu bringen, und dabei den Kopf weit nach vorne zu beugen. Es ist daher empfohlen, die Übungen eben so gut wie möglich auszuführen. Besonders wichtig ist auch die jeweilige Entspannung, nachdem man eine Übung praktiziert hat.

An dieser Übung zur Belebung des ersten Chakras kann man sehr gut die beiden zugrunde liegenden Methoden Yoga und Akupressur erkennen: Die Beugung über die jeweiligen Knie des ausgestreckten Fußes ist eine Asana, eine Yoga-Haltung. Der Druck der Ferse auf das Gesäß wiederum belebt einen Akupressur-Punkt und stammt aus der Akupressur.

Neben der richtigen Yoga-Körperhaltung mit Akupressur spielt der Atem eine ganz wichtige Rolle. In China sagt man, daß ein tiefer Atem, der die Brust und den Bauch hebt und senkt, für einen weisen und erfolgreichen Menschen spricht. Aku-Yoga hat fünf Atemübungen:

• *Langes, tiefes* Atmen bildet die Grundlage. Dazu atmet man tief in den Bauch, das Zwerchfell und schließlich die Brust, und hält den Atem für ein paar Sekunden an. Dann atmet man aus, ebenfalls langsam und fließend.

• *Hara-Atmung* kräftigt die inneren Organe und schenkt dem Körper Vitalität und Ausdauer. Das Hara ist ein vitales Energiezentrum, das sich zwei Finger unter dem Nabel befindet. Es ist identisch mit dem zweiten Chakra. Während man tief in den Unterleib einatmet, konzentriert man sich auf diesen Punkt.

• *Visualisierung der Atemenergie*: Man konzentriert sich auf be-

stimmte Körperbereiche und visualisiert den Atem als eine heil-
kräftige Energie, mit der man verspannte und dumpfe Körperstellen lockern und aufhellen kann. Die Visualisierung der Atemenergie beseitigt körperliche Sperren, fördert Bewußtheit durch die
Macht der Vorstellungskraft.

• Der *Atem des Feuers*: Dies ist eine äußerst wirkungsvolle Yoga-
Atmung, die man in Verbindung mit bestimmten Haltungen
benutzt. Sie stärkt das Nervensystem, reinigt das Blut und erweitert das elektromagnetische Feld des Körpers. Bei diesem Atem
konzentriert man sich darauf, den Atem durch Kontraktion des Un-
terbauchs in kurzen schnellen Stößen durch die Nase herauszupum-
pen.

• *Anhalten des Atems*: Wenn man bei bestimmten Aku-Yoga-
Übungen den Atem anhält, massiert man innerlich die Organe. Der
Blutdruck steigt, wenn man den Atem anhält, beim Ausatmen fällt
er. Diese Übung baut inneren Streß ab und hilft dem Blutdruck,
sich auf einem gesünderen Niveau einzupendeln. Das Anhalten des
Atems fördert auch eine tiefere Entspannung.

Wann und für wen es geeignet ist:
Aku-Yoga ist für Menschen in allen Lebensbereichen geeignet. Es
kann bei vielen physischen Beschwerden helfen, besonders bei
solchen, die Muskelverspannungen mit sich bringen. Darüber
hinaus bringt es den Menschen mit seinem Körper und sich selbst
in Kontakt und verspricht, schlechte Gewohnheiten (Rauchen,
Trinken, Medikamentenkonsum) zu korrigieren. Es ist vor allem
auch eine vorbeugende Methode, und wer sie ganz genau befolgt,
kann sogar einen Weg zu einem veränderten Bewußtsein und einer
positiveren Lebenseinstellung finden.

Wie lange es dauert:
Michael Gach gibt in seinem Buch genaue Anweisungen, wie lange
eine Übung durchzuführen ist. Darüber hinaus erwähnt er allerdings
immer wieder, wie wichtig die eigene Intuition, das richtige Gespür,
bei allen Übungen ist. Das heißt, daß jeder Praktizierende bald
seinen eigenen Rhythmus finden wird. Sicher ist es günstig, wenn

man die verschiedenen Aku-Yoga-Übungen täglich einige Zeit durchführt.

Was es kostet:
Wie bereits erwähnt, ist Aku-Yoga eine Selbsterfahrungs- und Selbstbehandlungsmethode. Sie kostet daher nicht mehr als die Unkosten für das Buch und natürlich etwas Zeit und Geduld.

Literatur:
Gach, Michael: *Aku-Yoga*. Gesund durch freien Fluß der Lebenskräfte. Ein praktisches Übungsbuch. München: Kösel 1985.
Gach, Michael: *Wenn der Rücken schmerzt*. Selbsthilfe durch Akupressur, Yoga und Massage. München: Kösel 1988.

AIKIDO
Selbstbeherrschung durch Gewaltlosigkeit

Kurzinformation:
Aikido ist die Ausbildung geistiger, körperlicher und technischer Fähigkeiten, um aus dem Aikidoka einen Krieger zu machen, der nicht mehr den Wunsch nach aggressiver Bestrafung in sich spürt, sondern der Frieden und Verständigung sucht. Es liegt nahe, daß ein solches Ziel immer wieder neu angestrebt werden muß, und daß der Weg das Ziel ist.

Zum Namen:
Der Name Aikido setzt sich aus den zwei Einzelbegriffen »Aiki« und »Do« zusammen. »Aiki« ist der Leitgedanke des Aikido schlechthin, während das »Do« soviel bedeutet wie »der Weg zu einem höheren Ziel«.
»Aiki« bezeichnet die Haltung, die aus der Vereinigung (»Ai«) all dessen erwächst, was die Lebensenergie des Menschen ausmacht, bedingt und bewirkt. Die Japaner nennen diese Lebensenergie

»Ki«. (Sie ist übrigens gleichbedeutend mit dem chinesischen »Chi« und dem indischen »Prana«). Das japanische »Ai« ist dem chinesischen Yin-Yang-Prinzip des T'ai Chi Ch'uan vergleichbar und von ihm abgeleitet. Es handelt sich also auch beim »Ai« um die Vereinigung aller Gegensätzlichkeiten, die kein philosophischer Selbstzweck sein soll, sondern als notwendige Grundbedingung eines jeden harmonischen und erfüllten Lebens verstanden werden muß.

Gemäß dem »Aiki« ist das Ziel des Aiki-Do nicht eine gewisse technisch-instrumentelle Fertigkeit, sondern die »Vereinigung des Leibes mit dem Herzen, des Herzens mit dem Atem, des Atems mit der Lebensenergie« (André Protin, *Aikido*, S. 223).

Zur Geschichte:

Das Aikido ist entstanden im Jahre 1925 und hat seine Wurzeln im Taoismus, Konfuzianismus, Buddhismus und Shintoismus. Nun sollte man nicht unbedingt an dieser Stelle die ausführlichen geistesgeschichtlichen Traditionen des Aikido ausbreiten. Dazu gibt es profundere Abhandlungen, z.B. das Buch von André Protin, das überdies auch noch sehr spannend geschrieben ist.

An dieser Stelle soll nur so viel erwähnt werden, daß das Aikido eine ganz entscheidende Parallele zum T'ai Chi hat, nämlich das Wissen, daß sich der Mensch nur dann entwickeln kann, wenn er mit den Dingen des Lebens verschmelzen kann, wenn er eins mit allem wird, statt sich durch Widerstand aufzureiben.

Das hört sich nicht sonderlich spektakulär an. Doch da Aikido aus den japanischen Kriegskünsten entstanden ist, die ursprünglich nur dazu da waren, den Gegner zu vernichten, ahnt man schon einen gewissen Wertewandel bei dieser »Kriegskunst«. Denn im Aikido geht es nicht um die Vernichtung des Gegners oder – weniger kriegerisch und mehr wettkampf-technisch formuliert – darum, den Gegner zu schlagen. Nein, das Aikido ist am Ausgang der Auseinandersetzung nicht interessiert, sondern am Weg dahin.

Während man das T'ai Chi Ch'uan auch allein für sich ausüben kann, ist Aikido immer eine Kampf-Kunst, also ein Weg, der sich aus dem Dialog mit einem Mit-Kämpfer ergibt. Aikido-Grundübungen kann man zwar zu Hause regelmäßig trainieren, aber die Vollendung, das Ziel, übt sich nur in der Begegnung!

Was dahinter steht – die Theorie:

Trotz dieses philosophisch anmutenden Ansatzes ist Aikido das, was man in Japan eine Kriegskunst nennt. Allerdings nicht eine Kriegskunst, die auf die Vernichtung des Gegners aus ist, sondern auf die Herstellung der alten Ordnung. Um das zu verstehen, muß man etwas weiter ausholen.

Der weise Meister O Sensei Morihei Uyeshiba, der Gründer des Aikido, beherrschte bis ins hohe Alter von 80 Jahren mehrere der klassischen Kampftechniken des alten Japans in Vollendung: die Kunst des Säbelfechtens, die Kunst des Schwertfechtens, die Kunst des Lanzenkampfes und die Kunst des Jiu-Jitsu. Sie alle praktizierte er ständig und verfeinerte seine Fertigkeiten, entwickelte neue Techniken, Griffe und Bewegungen. Alle diese Kriegskünste kamen aus dem alten Japan, wo sie von den Samurai erlernt und gepflegt wurden. Die Meisterschaft in diesen Künsten war zu Zeiten des Mittelalters jedoch weniger eine schöngeistige Beschäftigung als vielmehr eine notwendige Voraussetzung für das Überleben. Denn nur die besten Samurai überlebten die harten Zweikämpfe. Von daher war die Kriegskunst in erster Hinsicht perfektioniertes Handwerk, in das meditative Übungen der Zen-Mönche aufgenommen wurden, die die Krieger darauf vorbereiten sollten, die Angst vor dem eigenen Tode zu verlieren, um so keine Kampfesenergie in die Angst um das eigene Leben »fehlzuinvestieren«.

Natürlich ist diese extreme kriegerische Notwendigkeit heute nicht mehr gegeben, genausowenig wie 1925, als das Aikido von Meister Morihei Uyeshiba aus den Kampfkünsten, die er beherrschte, geschaffen wurde. Morihei Uyeshiba kam es auch gar nicht darauf an, noch eine Kampfvariante mehr ins Leben zu rufen. Nein, ihm ging es mehr um eine Kriegskunst, die die ursprünglich friedliche Ordnung wiederherstellen kann. Voraussetzung dafür ist, daß es keinen Sieger und keinen Besiegten gibt, weil ein Besiegter »kein Gesicht« mehr hat. Deshalb kam es ihm darauf an, eine Kampftechnik zu entwickeln, die geeignet ist, mit einem Angreifer (»Uke«

genannt) so zu kämpfen, daß seine aggressiven Energien ins Leere laufen, und er sich selbst wieder zentrieren kann. Denn jede Aggression ist nicht in der Ordnung, in der alles existieren und fließen kann, in der alle Elemente in einem harmonischen Gleichgewicht sind. Aggression ist Un-Ordnung, die die Ordnung stören will und kann – wenn sie ausgelebt wird und nichts dagegen geschieht. Aber eigentlich kämpft der Aikidoka – das ist der Aikido-Kämpfer – nicht *gegen* den angreifenden Uke, sondern *mit* ihm, das heißt, daß er dessen Angriffe aufnimmt und so lange ins Leere umlenkt, bis der Angreifer erschöpft ist.

So attraktiv wie sich diese Kriegskunst anhört, so unattraktiv ist sie für den Zuschauer. Denn es ist für einen außenstehenden Beobachter ziemlich undurchsichtig, was sich zwischen dem Angreifer und dem Verteidiger mit hohem Tempo abspielt, weil es keine Regeln gibt. Warum auch. Es geht ja darum, sich ganz auf den Angreifer einzustellen. Und der kämpft in den seltensten Fällen nach Regeln. Andererseits muß klar gesagt werden, daß das Aikido aufgrund seiner ethischen Grundeinstellung ohnehin darauf verzichtet hat, den Weg des Wettkampfsportes zu gehen, weshalb sich die Frage nach dem Zuschauer erst gar nicht stellt. Denn Aikido ist etwas für die, die es praktizieren.

Aikido mutet auf den ersten Blick esoterisch und eigenartig an, weil es dabei nicht um eine einfache Körper-Technik geht, sondern an erster Stelle um die ethische Haltung der Gewaltlosigkeit. Um das richtig zu verstehen, sollte man Gewaltlosigkeit so sehen wie Mahatma Gandhi, der einmal gesagt hat: »Für Gewaltlosigkeit ist Schlagkraft Voraussetzung … Gewaltlosigkeit, die nur den Körper angeht, ohne daß der Geist mitwirkt, ist die Gewaltlosigkeit des Schwachen und des Feiglings; keinerlei Kraft kann von ihr ausgehen.«

Um die ursprüngliche Harmonie der Dinge wiederherzustellen – die zweite Absicht des Aikido –, kämpft der Aikidoka nicht, indem er Widerstand bietet oder gar Gegenangriffe startet, sondern indem er – ausweicht! Denn Kämpfen heißt im Aikido »mit den Ereignissen mitgehen«. Damit ist weder gemeint, sich gegen sie zu sträuben oder sich von ihren Strudeln fortreißen zu lassen. Nein, kämpfen auf dem Aiki-Do (dem Weg des Aiki) bedeutet weder Entsagung noch Unterwerfung unter widrige Kräfte, sondern einfach das Fehlen des Wunsches, sie zu besiegen.

Gleichzeitig synchronisiert der Aikidoka aber den Angriff mit der Verteidigung so perfekt, daß der Gegensatz zwischen den Kämpfern aufgehoben wird und die Angriffe des Gegners ins Nichts führen.

Naheliegenderweise kommt es dabei darauf an, jede Furcht und alle instinktiven Selbstschutzreflexe zu überwinden und stattdessen genügend Kaltblütigkeit auszubilden, aus der heraus man den winzigen Augenblick während des Angriffs abwarten kann, aus dem der Angreifer keinesfalls mehr zurück kann. Denn in diesem Augenblick ist der Höhepunkt der Gefahr für den Angreifenden (!) erreicht. Er ist auf dem Gipfel seiner Kraftentfaltung und wagt sich aus seiner stabilen Schutzhaltung notwendigerweise zu weit vor, wenn er einen anderen angreift – und genau in diesem Moment agiert der Aikidoka. Er kann dabei das körperliche Ungleichgewicht des Uke blitzschnell auf die Spitze treiben, die aggressive Energie durch einen geeigneten Wurf umlenken oder ihn durch einen angedeuteten Schlag (»Atemi«) zu einer reflexhaften Eigenschutzbewegung veranlassen, durch die er seine Deckung für einen kurzen Moment aufgibt.

Und genau das sind die Hauptstrategien im Aikido-Kampf: durch Übersteigerung den Angriff zum Umkippen bringen oder ihn ins Nichts umlenken.

Solche Reaktionsweisen setzen natürlich eine ganz besonders geschulte Wahrnehmung voraus. Sie zu erlangen ist denn auch eine der ganz wichtigen Voraussetzungen im Aikido. Allerdings erreicht man sie nicht über den westlichen Weg der Konzentration, indem man seine Aufmerksamkeit auf einen einzigen Punkt hin verdichtet, sondern gelangt zu ihr nur über den östlichen Weg der Leere.

Dieser Weg kommt aus der Tradition des Zen und lehrt – nichts. Die Schüler sitzen vor den Übungen beziehungsweise vor dem Kampf im Meditationssitz (japanisch: »seiza«) mit untergeschlagenen Beinen im Dojo und lassen die Leere in sich hineinströmen.

Dabei lenken sie den Atem ins Hara, die körperliche Mitte jedes Menschen, die auch gleichzeitig die geistige Mitte ist. Sie soll erfüllt sein von der Lebensenergie »Ki« und gleichzeitig gesammelt und ruhig werden. Denn wie der Weise sagt: »Nur weil die Mitte unbewegt bleibt, kann das Rad sich drehen«.

Aus dieser Ruhe und Leere erwächst die uneingeschränkte Präsenz, die alles sieht, ohne direkt hinschauen zu müssen. Es ist eine Wahrnehmung mit dem ganzen Körper – nicht nur mit den Augen. Geist und Körper sind weder von Furcht noch von Erwartungen, weder von Strategieüberlegungen noch von technischen Plänen getrübt, sondern leer, rein und klar. Der Körper ist biegsam wie ein junger Baum. Und der leiseste Windhauch – aus welcher Richtung er auch immer kommen mag – wird wahrgenommen und umgelenkt.

Aus den psychischen Anforderungen, die das Aikido an den Praktizierenden stellt, wird deutlich, daß zu den herausragenden Elementen des Aikido die ständig währende Schulung des Geistes gehört. Wer den Weg (»Do«) des Aiki einschlägt, sollte wissen, daß man dabei sehr viel über sich lernen muß, sich extremen Situationen ebenso aussetzt wie hart an sich selbst arbeiten muß. Aikido sollte man nur *ganz* machen – oder gar nicht.

Wie es gemacht wird – die Praxis:

Die Situation im Aikido ist eine andere als in allen anderen Körpermethoden dieses Buches. Denn beim Aikido kommt es auf die reaktionsschnelle Antwort des Körpers als Folge eines Angriffes an. Deshalb hilft dabei kein festgelegter Satz philosophisch-meditativer Bewegungen, die – etwa wie beim T'ai Chi – zu Hause geübt werden könnten. Dennoch muß man es ja irgendwie lernen, deshalb sollen hier wenigstens einige ganz elementare Bewegungen angedeutet werden.

Doch zuvor noch ein Wort zum Dojo, der Übungsstätte der Aikidoka. Er ist für das Aikido aus drei Gründen unerläßlich. Erstens sind dort Partner, die für das Üben des Aikido absolut notwendig sind. Zweitens liegen im Dojo Matten aus, die Würfe dämpfen. Und drittens herrscht im Dojo eine ruhige, wohlwollende und harmonische Atmosphäre, in der zunächst meditiert wird und dann mit der gebotenen Höflichkeit (»Rei«) und Wertschätzung dem Partner gegenüber geübt wird. Und auch das sollte man wissen. Das Wichtigste im Dojo ist der Lehrer. »Er ist der Mittelpunkt dieses sozialen Mikrokosmos und von dieser Mitte her gewinnt alles Gestalt und Bewegung. Um ihn herum gliedert sich alles andere.« (Protin, S. 131)

Doch jetzt zu den Übungen. Bei der *Ausgangshaltung* (»Hanmi«) sind die Knie leicht durchgedrückt, um aus der Elastizität heraus einen stabileren Stand und eine reaktionssichere Ausgangsposition zu haben. Die Arme sind weder gespannt noch gebeugt, sondern locker angewinkelt und vom Körper leicht entfernt gehalten. Sie ähneln der Krümmung des japanischen Schwertes, weshalb sie symbolisch auch »Tekatana« (Schwerthände) heißen. Hand und Fuß der einen Körperseite – je nach Vorliebe oder Notwendigkeit der Kampfsituation – zeigen parallel zum Blick auf den Gegner. Arm und Fuß der jeweils anderen Körperseite stehen locker in einem Winkel von etwa sechzig Grad. Die Hände könnten – sie tun es aber in der Regel nicht – ein Schwert halten. Im ganzen Körper ist der Muskeltonus harmonisch ausgeglichen und leicht gespannt. Dadurch werden die Sinnesorgane ebenso wie alle Organe mobilisiert und die richtige Ausgangsbereitschaft geschaffen, aus der heraus die Energie blitzartig in jedes beliebige Körperteil schießen kann.

Jede Aikido-Übung braucht *zwei Partner*, den Angreifer (»Uke«, von »ukeru« – »empfangen«) – von ihm werden die Kampftechniken ausgeführt – und den Angegriffenen (»Nage«, von »nageru« – »werfen«) – er führt die Verteidigungstechnik aus.

Der *richtige Abstand* (»Ma ai«) zwischen diesen beiden Partnern, ist insofern wichtig, weil der Angreifer immer versuchen wird, durch eine kurze, schnelle Vorwärtsbewegung den Mittelpunkt des Angegriffenen unter Kontrolle zu bringen, während der Angegriffene eine weitere Distanz sucht, durch die er mehr Zeit hat, seine Verteidigung einzuleiten. Anfänger brauchen übrigens immer eine größere Distanz zueinander, weil sie noch mehr Platz brauchen, um die Aikido-Bewegungen zu entwickeln. Bei Fortgeschrittenen hingegen sind die Bewegungen bereits vollkommener und können auf kürzeren Distanzen ausgeführt werden.

Alle Bewegungen im Aikido sind rund beziehungsweise spiralenförmig. Denn nur durch die runde Bewegung können immer neue Bewegungen an vorherige Übungen angekoppelt werden, ohne daß ein Bruch entsteht. Diese runden, entspannten Bewegungen verleihen dem Aikido einen eleganten und harmonischen Ausdruck.

Zunächst lernt man das Fallen, von dem es zwei Varianten gibt: »Mae ukemi«, das Vorwärtsfallen, und »Ushiro ukemi«, das Rückwärtsfallen. Wichtig dabei ist, daß diese Bewegungen so rund ausgeführt werden, daß man nachher wieder steht, zum Beispiel um aus dem Geworfenwerden eine Schrittkombination herauszuleiten, die den Angreifer vollends unbeweglich macht.

Ebenso sind die Basisbewegungen zu verstehen: Bei »Irimi« tritt der Angegriffene dem Angreifer entgegen und läßt die Angriffsbewegung seitlich hinter sich gleiten. Ein Bewegungsablauf, der so eingeleitet wird, wird als Omote-Technik bezeichnet, während als Ura-Technik bezeichnet wird, wenn der Bewegungsablauf mit der Basisbewegung »Tenkan« beginnt. Beim »Tenkan« dreht sich der Angegriffene rückwärts aus der angegriffenen Stellung heraus, so daß er parallel zum Angreifer die Bewegung fortführen kann.

Die meisten Übungen werden im Stehen ausgeführt. Es gibt aber auch Übungen, bei denen ein Angriff auf den Knien ausgeführt und umgelenkt wird. Eine weitere Variante ist das »Atemi«, bei dem verschiedene Schlagtechniken den Angriff des Partners stören – in der Regel werden sie nur angedeutet. Oft reicht die blitzschnelle Andeutung aus, um eine reflexhafte Selbstschutzbewegung beim Angreifer zu erzielen, die seinen Angriff unterbricht und dann vom Angegriffenen genutzt werden kann.

Eine ganze Kampf-Bewegungsabfolge oder kompliziertere Bewegungsübung können wir hier nicht ausführlich beschreiben. Generell gilt aber für alle Bewegungen folgendes: Die harmonisch verteilte und immer beibehaltene Spannung im Körper sorgt für eine ständige Feinabstimmung der Bewegungen, je nachdem was die Umstände erfordern. Der so sensibilisierte Körper ist deshalb auch sehr wohl in der Lage, Bewegungen neu zu erfinden, ohne daß sich das Denken dazwischenschiebt. Die Wachheit und Bewußtheit des Geistes, die schon etwas Außerkörperliches hat, wenn sie bis zur Meisterschaft ausgebildet ist, ist im Zusammenhang mit dem hochempfindlichen und reaktionsbereiten Körper zu ungeahnten, nichtplanbaren, hoch-effektiven Bewegungsabläufen in der Lage, bei denen zwischen Wahrnehmung und Ausführung nicht eine Haaresbreite Verzögerung auftaucht.

Was erreicht werden soll – das Ziel:

Die Vitalisierung der Meridiane und damit eine Harmonisierung der Lebensenergie im Körper, wie wir es schon beim T'ai Chi gesehen haben, gilt auch für das Aikido. Allerdings ist das Aikido eine Körpermethode für alle die, die körperlich fit sind und eine optimale Verschmelzung zwischen Körper, Geist und einigen technischen Bewegungsabläufen suchen. Das ständige Training, die ausdauernde Schulung bis zur Vollendung, und die geistige Ruhe, gepaart mit der Lenkung des Atems (»Kokyu« genannt), stellen eine optimale Pflege von Körper und Geist dar und sind somit eine ganzheitliche Gesundheitspflege durch Übung und Verfeinerung der sensorischen, muskulären, motorischen und geistigen Fähigkeiten. Die körperliche Leistungsfähigkeit, die durch die ausdauernde Schulung erreicht wird, ist jedoch nicht das eigentliche Ziel des Aikido.

Das Ziel ist die absolute Leere im Geiste des Schülers, die Beherrschung der wesentlichen Übungen und die allumfassende Präsenz seiner Wahrnehmung, die es ihm gestattet, eine beim Gegner entstehende Angriffsbewegung bereits im Entstehen mit einer eigenen Bewegung zu beantworten.

Für den Angreifer zielt das Aikido darauf, ihn aus seiner aggressiven Verwirrung herauszulösen, indem es nicht Widerstand bietet und die Befangenheit dadurch noch verstärkt, sondern indem es durch geschmeidige Bewegungen die aggressiven Attacken ins Leere führt, um so dem Angreifer Gelegenheit zu bieten, durch die Sinnlosigkeit seines Tuns das eigene Zentrum und die Ordnung in sich wiederzufinden.

Was es kostet:

Wer Aikido erlernen will, kann einem Aikido-Verein beitreten und für ungefähr 20.- DM Monatsbeitrag zwei- bis dreimal wöchentlich trainieren, meist abends.

Für ungefähr 80.- DM Monatsbeitrag kann er aber auch eine professionelle Aikido-Schule besuchen, die den Vorteil hat, daß man täglich, und meist auch noch den ganzen Tag über, sich seine Übungszeiten selbst einteilen kann.

Literatur:

Protin, André: *Aikido*. Die Kampfkunst ohne Gewalt: ein Weg der Selbstfindung und Lebensführung. München: Kösel 1984. (Gibt Auskunft über die ethisch-geschichtlichen Hintergründe des Aikido.)

Patt, Heinz: *Aikido – Dynamik und Harmonie*. München: Hugendubel 1987. (Ist auf die Technik ausgelegt und mit vielen Fotos sehr gut illustriert.)

Anhang

Worterklärungen

Hier werden alphabetisch und in kurzer Form die Methoden beschrieben, auf die im Buch verwiesen wird.

Chiropraktik:
Eine Methode, die Wirbelsäulen- und Haltungsschäden durch Druck und Massage ausgleicht. Eine natürlich verlaufende Wirbelsäule hat eine wichtige Funktion für gesamtenergetische Prozesse im Organismus. Ergänzend zur eigentlichen Chiropraktik (dem Zurechtrücken der Wirbel) wird eine bessere Ernährung und Bewegungsübungen eingesetzt.

Gestalt:
Eine von Fritz Pearls in den USA entwickelte Therapie und Selbsterfahrungsmethode. Es geht hierbei um eine Vereinigung oder Integration psychischer Teilbereiche. Es ist eher eine Psycho- als eine Körpertherapie. Aber auch die Integration (Ganzwerdung) des Körpers hat einen wichtigen Stellenwert. Auch Charakterhaltungen (siehe Orgontherapie) und deren Überwindung spielen dabei eine Rolle. In den meisten modernen Körperverfahren (zum Beispiel PI, Rebalancing) spielen Gestalt-Momente mit.

Körperentspannung:
Eine wichtige Technik, die ihren Ursprung in Asien hat und dort einen wichtigen Teilbereich des Yoga (siehe dort) ausmacht. In aller Regel liegt man dabei ausgestreckt auf dem Rücken und entspannt sich. Bestimmte Sätze, die in einer Art Selbstsuggestion wirken (»mein Rücken wird jetzt schwer und entspannt sich ..., mein Bauch wird jetzt schwer und entspannt sich ...«), unterstützen die Entspannung genauso wie bestimmte Musik (vor allem Meditationsmusik). Die Körperentspannung dient auch als Voraussetzung für eine Trance, was soviel wie eine Fantasiereise in entspanntem Körper bedeutet. Außer im Yoga ist die richtige Körperentspannung auch bei der Atemtherapie sehr wichtig und hat bei allen Körperverfahren eine ergänzende und unterstützende Bedeutung.

Meditation:

Das Wort stammt aus dem Lateinischen und meint »Nachsinnen« oder »sinnende Betrachtung«. Eine uralte Geist-Seele-Technik, die schon vor Tausenden von Jahren in Asien praktiziert wurde, um den Geist, die Seele, zu befreien. Der Körper spielt insofern eine Rolle, als er als das Gefäß der Seele betrachtet wird. Bestimmte Körperhaltungen, zum Beispiel der bekannte Yoga-Sitz, erleichtern die Meditation. Der Meditierende sammelt und versenkt sich, er spricht dabei bestimmte Worte oder Sätze (sogenannte Mantras), oder er schweigt völlig. Meditationen gehören heute zum festen Programm der meisten Workshops.

Rebirthing:

Eine von Leonard Orr entwickelte Technik. Der Atem spielt die Rolle eines »Katalysators«. Durch das bewußte Erfahren und Auflösen einschränkender Atemmuster, die in direktem Zusammenhang mit verdrängten, traumatischen Erfahrungen stehen, werden tiefe, emotionale Prozesse in Gang gebracht – bis hin zum Wiedererleben der eigenen Geburt (»Re« = »Wieder«; »Birthing« = »Geboren werden«). Man verbindet dabei das Einatmen und das Ausatmen ohne Pause. Dieses intensivierte Atmen weckt den Körper auf, Energieblockaden werden spürbar und können durch kontinuierliches Weiteratmen aufgelöst werden. Ziel ist die sogenannte Atembefreiung, eine Durchbruchserfahrung eines vollständig befreiten Atems.

Reiki:

Ein uraltes japanisches Heilverfahren (»Rei« = »universell«; »Ki« = Lebenskraft; »Reiki« = »Universelle Lebenskraft«), das über Amerika und Haiti nach Europa gekommen ist und besonders in den deutschsprachigen Ländern großen Anhang gefunden hat. In einer Art Einweihung werden 12 Griffe unterrichtet, die den »Kanal zur kosmischen und universellen Energie« öffnen sollen. Dadurch sollen heilende Kräfte für Selbst- und Fremdbehandlung zur Verfügung stehen.

Systemische Körperarbeit:

Eine Weiterentwicklung der Posturalen Integration (PI) durch Einbeziehung von Hakomi und kognitiven Therapieansätzen wie dem neurolinguistischen Programmieren.

Touch for Health:

Eine in den USA sehr bekannte und verbreitete Heilmethode, die in einfacher und systematischer Weise Diagnose und Therapie verbindet. Man führt zunächst einen Muskeltest an mehreren Muskeln durch. Über diesen Test erfährt man, welche Organe energetisch im Ungleichgewicht sind.

Gemäß dieser »Diagnose« behandelt man die entsprechenden Akupressurpunkte dieser Organe. Außerdem werden die Muskeln selbst massiert. Zusätzlich können bestimmte »neurovaskuläre Haltepunkte« (besondere Reizpunkte am Kopf) leicht berührt werden. Zum Schluß findet erneut der Muskeltest statt, um den Erfolg der Behandlung zu überprüfen.

Literatur

(Die mit * versehenen Titel wurden bereits bei den einzelnen Verfahren angegeben; die anderen Bücher sind zur Vertiefung gedacht)

*Alexander, Frederick Matthias: *Der Gebrauch des Selbst*. Der Begründer der »Alexander-Technik« über die Harmonisierung von Körper und Geist. München: Kösel 1988.

*Alexander, Gerda: *Eutonie*. Ein Weg der körperlichen Selbsterfahrung. München: Kösel 1986[6].

Anders, Frieder: *Tai Chi Chuan*. Meditation in Bewegung zur Steigerung des Körpergefühls und zur Festigung der Gesundheit. Düsseldorf: Econ Tb. 1988[3].

*Anders, Frieder (Hrsg.): *Taichi – Chinas lebendige Weisheit*. Grundlagen der fernöstlichen Bewegungskunst. München: Diederichs 1987[2].

Baginski, Bodo/Sharamon, Shalila: *Reiki*. Universale Lebensenergie zur ganzheitlichen Behandlung. Patientenbehandlung, Fernheilung von Körper, Geist und Seele. Essen: Synthesis 1985.

Baker, Elsworth F.: *Der Mensch in der Falle*. Das Dilemma unserer blokkierten Energie: Ursachen und Therapie. München: Kösel 1980.

Bancroft, Anne: *Religionen des Ostens*. Wege geistiger Erfahrung. Küsnacht: Theseus 1975.

*Barlow, Wilfred: *Die Alexander-Technik*. Gesundheit und Lebensqualität durch richtigen Gebrauch des Körpers. München: Kösel 1987[3].

Blofeld, John: *Das Geheimnis und Erhabene*. Mysterien und Magie des Taoismus. München: Goldmann Tb. 1985.

*Boadella, David: *Wilhelm Reich*. Leben und Werk des Mannes, der in der Sexualität das Problem der modernen Gesellschaft erkannte und der Psychologie neue Wege wies. Frankfurt a.M.: Fischer Tb. 1985[2].

*Boyesen, Gerda: *Über den Körper die Seele heilen*. Biodynamische Psychologie und Psychotherapie. Eine Einführung. München: Kösel 1988[3].

*Boyesen, Gerda und Mona L.: *Biodynamik des Lebens*. Die Gerda Boyesen Methode – Grundlage der biodynamischen Psychologie. Essen: S. Gerken 1987.

Capra, Fritjof: *Das Tao der Physik*. Die Konvergenz von westlicher Wissenschaft und östlicher Weisheit. München: Scherz Neuausg. 1984.

Capra, Fritjof: *Wendezeit*. Bausteine für ein neues Weltbild. München: Scherz 1983.

Chang, Chung-yuan: *Tao, Zen und schöpferische Kraft*. München: Diederichs 1987[5].

Coblenzer, Horst/Muhar, Franz: *Atem und Stimme*. Wien: Österreichischer Bundesverlag 1976.

*Doepfner, Lilly: *Der Weg zum richtigen Atmen*. Rüschlikon: Albert Müller 1987.

*Downing, George: *Partner-Massage*. Fitness, Schönheit, Freude. München: Goldmann Tb. Neuaufl. 1987.

Dropsy, Jacques: *Lebe in deinem Körper*. Kreativität und menschliche Beziehungen durch »expression corporelle«. München: Kösel 1982.

Dschuang, Dsi: *Das wahre Buch vom südlichen Blütenland*. München: Diederichs 1988.

Dürckheim, Karlfried von: *Hara – Die Erdmitte des Menschen*. München: Scherz 1983[10].

Dychtwald, Ken: *Körperbewußtsein*. Eine Synthese der östlichen und westlichen Wege zur Selbst-Wahrnehmung, Gesundheit & persönlichem Wachstum. Essen: Synthesis 1981.

Enomiya-Lassalle, Hugo M.: *Leben im neuen Bewußtsein*. Ausgewählte Texte zu Fragen der Zeit. Hrsg.v. R. Ropers. München: Kösel 1986[2].

Enomiya-Lassalle, Hugo M.: *ZEN-Unterweisung*. Hrsg.v. R. Ropers/B. Snela. München: Kösel 1987[2].

Enomiya-Lassalle, Hugo M.: *ZEN-Weg zur Erleuchtung*. Einführung und Anleitung. Freiburg: Herder Tb. 1987.

Enomiya-Lassalle, Hugo M.: *Mein Weg zum Zen*. Hrsg.v. R. Ropers/B. Snela. München: Kösel 1988.

*Feldenkrais, Moshe: *Bewußtheit durch Bewegung*. Verhaltenspsychologie oder Erfahrungen am eigenen Leibe. Mit zwölf exemplarischen Lektionen. Frankfurt a.M.: Suhrkamp Tb. 1978.

*Feldenkrais, Moshe: *Die Entdeckung des Selbstverständlichen*. Frankfurt a.M.: Suhrkamp Tb. 1987.

*Feldenkrais, Moshe: *Abenteuer im Dschungel des Gehirns*. Der Fall Doris. Frankfurt a.M.: Suhrkamp Tb. 1981.

Freud, Sigmund: Drei Abhandlungen zur Sexualtheorie. In: Studienausgabe Bd. IV: *Psychologische Schriften*. Frankfurt a.M.: Fischer Tb. 1987[24].

*Gach, Michael: *Aku-Yoga*. Gesund durch freien Fluß der Lebenskräfte. Ein praktisches Übungsbuch. München: Kösel 1985.

*Gach, Michael: *Wenn der Rücken schmerzt*. Selbsthilfe durch Akupressur, Yoga und Massage. München: Kösel 1988.

*Geba, Bruno: *Das Atembuch*. Berlin: V. Kretschmer 1983[8].

*Gordon, Richard: *Deine heilenden Hände*. Eine Anleitung zur Polarity-Massage. München: Hugendubel 1987[7] (auch als Heyne Tb. 1988).

Grof, Stanislav: *Geburt, Tod und Transzendenz*. Neue Dimensionen in der Psychologie. München: Kösel 1985.

Grof, Stanislav: *Das Abenteuer der Selbstentdeckung*. Heilung durch veränderte Bewußtseinszustände. Ein Leitfaden. München: Kösel 1987.

Grof, Stanislav (Hrsg.): *Alte Weisheit und modernes Denken*. Spirituelle Traditionen in Ost und West im Dialog mit der neuen Wissenschaft. München: Kösel 1986.

Grof, Stanislav (Hrsg.): *Die Chance der Menschheit*. Bewußtseinsentwicklung – der Ausweg aus der globalen Krise. München: Kösel 1988.

Heyer-Grote, Lucy (Hrsg.): *Atemschulung als Element der Psychotherapie*. Darmstadt: Wissenschaftliche Buchgesellschaft 1970.

*Hoare, Sophy: *Yoga. Geschichte, Philosophie und ein komplettes Übungsprogramm*. Ravensburg: Ravensburger Tb. 1984[3].

Huxley, Aldous: *Ziele und Wege*. Berlin/W: Cornelsen 1949.

Ingham, Eunice D.: *Geschichten, die die Füße erzählen können*. Reflexzonen-Therapie »Schritte zur besseren Gesundheit«. Ergolding: Drei Eichen 1986[4].

Jacobs, Dore: *Die menschliche Bewegung*. Seelze: Kallmeyer Neuaufl. 1983.

Jaques-Dalcroze, Emile: *Rhythmus, Musik und Erziehung*. Seelze: Kallmeyer 1977.

*Johnson, Don: *Rolfing*. Und die menschliche Flexibilität. Essen: S. Gerken 1981.

Keleman, Stanley: *Dein Körper formt dein Selbst*. Der bioenergetische Weg zu emotionaler und sexueller Befriedigung. München: Kösel 1980.

Keleman, Stanley: *Leibhaftes Leben*. Wie wir uns über den Körper wahrnehmen und gestalten können. München: Kösel 1982.

*Kjellrup, Mariann: *Bewußt mit dem Körper leben*. Durch Spannungsabbau zu Harmonie und Wohlbefinden. München: Goldmann Tb. Neuaufl. 1987.

*Kobayashi, Toyo und Petra: *T'ai Chi Ch'uan*. Ein praktisches Handbuch zum Selbststudium. München: Hugendubel 1984[2].

*Kobayashi, Petra: *Der Weg des T'ai Chi Ch'uan*. Geistiger Hintergrund und taoistische Praktiken. München: Hugendubel 1987[2].

*Kofler, Leo: *Die Kunst des Atmens*. Kassel: Bärenreiter 1986[25].

*Kunz, Kevin und Barbara: *Das große Buch der Reflexzonenmassage*. Selbstbehandlung an Hand und Fuß. Genf: Ariston 1987.

*Kurtz, Ron: *Körperzentrierte Psychotherapie*. Die Hakomi-Methode. Essen: S. Gerken 1985.

*Kurtz, Ron und Prestera, Hector: *Botschaften des Körpers*. Bodyreading: ein illustrierter Leitfaden. München: Kösel 1988[5].

Lao-tse: *Tao te king*. Das Buch vom Sinn und Leben. München: Diederichs 1986.

*Laska, Bernd A.: *Wilhelm Reich*. Reinbek: Rowohlt Tb. 1981.

*Lawrence, D. Baloti und Harrison, Lewis: *Das Massage Buch*. Berlin: V. Kretschmer 1985.

Leonard, Jim/Laut, Phil: *Neu geboren werden*. Rebirthing: der Weg zu Selbstentfaltung und Lebensfreude. München: Kösel 1988.

*Lidell, Lucinda / Thomas, Sara / Beresford-Cooke, Carola / Porter, Anthony: *Massage*. Anleitung zu östlichen und westlichen Techniken. München: Mosaik 1985.

Lowen, Alexander: *Liebe und Orgasmus*. Ein Weg zu menschlicher Reife und sexueller Erfüllung. München: Kösel 1980.

Lowen, Alexander: *Lust*. Der Weg zum kreativen Leben. München: Kösel 1980[2].

Lowen, Alexander: *Narzißmus*. Die Verleugnung des wahren Selbst. München: Kösel 1986[2].

Lowen, Alexander: *Angst vor dem Leben*. Über den Ursprung seelischen Leidens und den Weg zu einem reicheren Dasein. München: Kösel 1986[2].

Lowen, Alexander: *Depression*. Unsere Zeitkrankheit – Ursachen und Wege der Heilung. München: Kösel 1987[5].

*Lowen, Alexander: *Bio-Energetik*. Therapie der Seele durch Arbeit mit dem Körper. Reinbek: Rowohlt Tb. Neuausg. 1988.

*Lowen, Alexander und Leslie: *Bioenergetik für Jeden*. Das vollständige Übungshandbuch. München: P. Kirchheim 1988[10].

*Lowen, Alexander: *Körperausdruck und Persönlichkeit*. Grundlagen und Praxis der Bioenergetik. München: Kösel 1988[3].

Masters, Robert/Houston, Jean: *Bewußtseinserweiterung über Körper und Geist*. Ein praktisches Übungsbuch. München: Kösel 1986[2].

*Middendorf, Ilse: *Der erfahrbare Atem*. Eine Atemlehre. Paderborn: Junfermann 1985[2].

Montagu, Ashley: *Körperkontakt*. Die Bedeutung der Haut für die Entwicklung des Menschen. Stuttgart: Klett-Cotta 1984[4].

*Namikoshi, Tokujiro: *Shiatsu*. Heilung durch die Fingerspitzen. München: Goldmann Tb. Neuaufl. 1986.

*Ohashi, Watura: *Shiatsu, die japanische Fingerdrucktherapie*. Das neue Heilverfahren zur Befreiung von Streß und zur Vitalisierung der Lebenskräfte. Freiburg i.Br.: Bauer 1987[7].

*Painter, Jack: *Körperarbeit und persönliche Entwicklung*. Wie wir durch Tiefenentspannung zur Harmonie von Leib, Seele und Geist gelangen. München: Kösel 1984.

Palos, Stephan: *Atem und Meditation*. München: Heyne Tb. 1985.

*Patt, Heinz: *Aikido – Dynamik und Harmonie*. München: Hugendubel 1987.

Petzold, Hilarion (Hrsg.): *Psychotherapie und Körperdynamik – Verfahren psycho-physischer Bewegungs- und Körpertherapie*. Paderborn: Junfermann 1977.

Petzold, Hilarion (Hrsg.): *Die neuen Körpertherapien*. Von Petzold, Hilarion / Boadella, David / Lowen, Alexander / Frank, Rainer / Frank, Renate / Pierrakos, John / Kelley, Charles R. Paderborn: Junfermann 1978.

Pierrakos, John: *Core Energetik*. Zentrum Deiner Lebenskraft. Essen: Synthesis 1986.

*Pilss-Samek, Hannelore: *Yoga + Gymnastik*. München: Humboldt Tb. 1978.

Pontvik, Alecs: *Heilen durch Musik*. Zürich: Rascher 1955.

*Protin, André: *Aikido*. Die Kaufkunst ohne Gewalt: ein Weg der Selbstfindung und Lebensführung. München: Kösel 1984.

*Reich, Wilhelm: *Charakter-Analyse*. Köln: Kiepenheuer u. Witsch 1970.

*Reich, Wilhelm: *Die Funktion des Orgasmus*. Die Entdeckung des Orgons. Köln: Kiepenheuer u. Witsch 1987.

*Schaarschuch, Alice: *Der atmende Mensch*. Lösungs- und Atemtherapie in Ruhe und Bewegung, Gesundheit und Erkrankung, im Handeln und im Meditieren. Bietigheim: Lorber u. Turm 1987[5].

*Scheufele-Osenberg, Margot: *Atemschulung*. Ein Weg zum seelischen und körperlichen Gleichgewicht durch Atemschulung. Düsseldorf: Econ Tb. 1986.

Schlaffhorst, Clara/Andersen, Hedwig: *Atmung und Stimme*. Wolfenbüttel: G. Kallmeyer 1928.

*Schwind, Peter: *Alles im Lot: Rolfing*. Der Weg zu körperlichem und seelischem Gleichgewicht. München: Goldmann Tb. Neuaufl. 1988.

*Sieczka, Helmut G.: *Bodywork*. Körper- und Atemübungen. Zürich: Oesch 1988.

*Soo, Chee: *Die Kunst des T'ai Chi Ch'uan*. Der taoistische Weg zu körperlich-seelischer Gesundheit. München: Kösel 1986.

Soo, Chee: *Taoistisches Yoga*. Die alte chinesische Kunst harmonischer Entfaltung des Lebens. München: Kösel 1987.

Soo, Chee: *Taoistisches Heilen*. Gesundheit und Wohlbefinden durch traditionelle chinesische Heilkunst. München: Kösel 1989.

*Speads, Carola: *Atmen*. Eine illustrierte Anleitung zur natürlichen Atmung. München: Kösel 1983.

Stadtlaender, Chris: *Selbstmassage*. Gesund und schön durch eigene Kraft. Düsseldorf: Econ Tb. 1985.

Steurich, Matthias: *Das Herz öffnen*. Der tibetische Weg zu Heilung und Entspannung. Zwei Tonkassetten und Broschüre. München: Kösel 1988.

*Teschler, Wilfried: *Das Polarity Handbuch*. Eine praktische Einführung in die harmonisierende und heilende Energie-»Massage«. Haldenwang: Edition Schangrila 1984.

*Teschler, Wilfried: *Das Polarity-Fußbuch*. Eine praktische Einführung in die energetische »Sprache« der Füße. Haldenwang: Edition Schangrila 1985.

Thie, John F.: *Gesund durch Berühren*. Eine neue ganzheitliche Methode zur Aktivierung der natürlichen Lebensenergien und des körperlichen und seelischen Gleichgewichts. Basel: Sphinx 1988[5].

*Walter, Johannes: *Die heilende Kraft des Atmens*. Atmen verbindet uns mit der universellen Lebensenergie. München: Peter Erd 1987.

Watts, Alan W.: *Zen. Tradition und lebendiger Weg*. Rheinberg: Zero 1987[2].

*Weiss, Halko und Benz, Dyrian: *Auf den Körper hören*. Hakomi-Psychotherapie. Eine praktische Einführung. München: Kösel 1987.

Wilber, Ken: *Wege zum Selbst*. Östliche und westliche Ansätze zu persönlichem Wachstum. München: Kösel 1987[3].

Wilber, Ken: *Die drei Augen der Erkenntnis*. Auf dem Weg zu einem neuen Weltbild. München: Kösel 1988.

*Zundel, Edith und Rolf: *Leitfiguren der Psychotherapie*. Leben und Werk. München: Kösel 1988[2].

Adressen

Orgontherapie

Es ist sehr schwierig, verläßliche Auskunft über Reichsche Therapeuten zu erhalten. Im deutschsprachigen Raum existiert kein (!) orthodoxer Reichianer. In ganz Europa gibt es angeblich nur drei (!) »echte«. Wer es sich dagegen leisten kann, in die USA zu gehen, kann in der Gegend in und um New York einige hundert Reichianer finden.

Informationen über Veranstaltungen und Veröffentlichungen erhält man von der »Zentrale« in Amerika:

American College of Orgonomy, P.O.Box 490, Princeton, New Jersey, 08542. Tel.: 201/821-1144.

(Wer kaum Geld hat, aber trotzdem unbedingt eine wirkliche Orgontherapie machen will – kann in Princeton ruhig schriftlich anfragen. Dort gibt es eine soziale Härteklausel – ganz im Sinne des Reichschen, gesellschaftskritischen Ansatzes.)

Den neuesten Stand Reichscher Therapeuten in Europa erfährt man bei einem der wenigen anerkannten Reichianer:

Dr. Guiseppe Cammerella, La Rose de Sables, Allée du Chêne Vert, Parc Liserb, F-06000 Nice-Cimiez.

Bioenergetik

Deutschland:

Norddeutsches Institut für bioenergetische Analyse, c/o Heiner Steckel, Postfach 1422, 4973 Vlotho.

Münchner Gesellschaft für bioenergetische, Analyse e.V., Adelgundenstr.11/Rückgebäude IV, 8000 München 22, Tel.: 089/2283981.

Deutschland und Österreich:

Deutsche Gesellschaft und österreichische Gesellschaft für körperorientierte Psychotherapie (D.O.K.), c/o Dr. Rainer Frank, Rauchstr.4, 8000 München 80.

Schweiz:

Schweizerische Gesellschaft für bioenergetische Analyse, c/o Dr. Robert C. Wase, Bildackerstr.2, D-7441 Kohlberg.

Biodynamische Psychotherapie

Zentrale in England:

Gerda Boyesen Institute, Acacia House, Centre Avenue, Acton Park, GB-London W37JX, Tel.01/7432437.

Deutschland:

Gerda Boyesen Institut, Richard-Wagner-Str.9, 8000 München 2, Tel.: 089/526017.

Gerda Boyesen Institut, c/o Rainer Koch, Prinz-Albert-Str.1, 5300 Bonn 1.

Gerda Boyesen Institut, c/o Waltraut Hodapp, Klarastr. 81, 7800 Freiburg.

Gerda Boyesen Institut, c/o Alfred Klose-Igel, Neugasse 2, 6800 Mannheim 24.

Gerda Boyesen Institut, c/o Thomas Maier, Bachgasse 12, 7750 Konstanz.

Focus – Zentrum für persönliches Wachstum und Therapie e.V., Alexanderstr. 81, 7000 Stuttgart 1, Tel.: 0711/245585.

ZISWA Zentrum für individuelles und soziales Wachstum e.V., Postfach 2547, 7850 Lörrach, Tel.: 07621/49281.

Schweiz:

Gerda Boyesen Institut, c/o Christian Glanzmann, Nordstr.291 CH- 8037 Zürich.

Gerda Boyesen Institut, c/o Jean-Claude Keusen, Beaulieurain 12, CH-3012 Bern.

Gerda Boyesen Institut, c/o Dieter Zülsdorf, Bärenfelserstr.30, CH-4057 Basel.

Österreich:

Gerda Boyesen Institut, c/o Rudolf Kohoutek, Kochgasse 22/2, A- 1080 Wien.

Weitere geeignete Adressen können beim Gerda Boyesen Institute in London erfragt werden.

Hakomi
Zentrale:
Hakomi-Institute, P.O.Box 1873, Boulder, CO 80306, USA.

Informationen über Hakomi-Workshops und -Veranstaltungen im deutschsprachigen Raum sowie Adressen von Hakomi-Therapeuten gibt auch:

Kopp, Roland, Gaisbergstr.27, 6900 Heidelberg, Tel.: 06221/160932.

Rolfing
Der Name Rolfing ist rechtlich geschützt. Adressen der zur Zeit ca. 100
ausgebildeten Rolfer erfährt man vom:

Rolf-Institut, c/o Dr. Peter Schwind, Am Glockenbach 2, 8000 München
5, Tel.: 089/266209.

Posturale Integration
Deutschland:
Coloman – Zentrum für Therapie und Selbsterfahrung, c/o Peter Kriester,
Augustenstr. 46/IV Rgb, 8000 München, Tel.: 089/522181.

Zentrum für Entspannung und Integration Jack Painter, Rita Erken, Op-
penhoffallee 159, 5100 Aachen, Tel.: 0241/512673.

Posturale Integration, Gesellschaft für Posturale Integration GPI e.V.,
Schellingstraße 33/VI, 8000 München 40, Tel.: 089/282640.

Focus – Zentrum für persönliches Wachstum und Therapie e.V., Alexanderstr. 81, 7000 Stuttgart, Tel.: 0711/245585.

ZISWA Zentrum für individuelles und soziales Wachstum e.V., Postfach
2547, 7850 Lörrach, Tel.: 07621/49281.

Schweiz:
Institut für Posturale Integration, Andreas Vontobel, Gladbachstr.120, CH-
8044 Zürich, Tel.: 01/2527233.

Österreich:
Institut für Posturale Integration, Ma Deva Nartana, Erentrudistr.17, A-
5020 Salzburg, Tel.: 06222/214914.

Rebalancing

Rebalancer findet man über die Sannyas-Zentren in den verschiedenen Städten. Dort kann man anrufen und die Adresse eines qualifizierten Rebalancers erfahren. Hier die Adressen einiger Rajneesh-Zentren in Deutschland und der Schweiz.

Uta Rajneesh Institut für Spirituelle Therapie und Meditation, Venloerstr. 5-7, 5000 Köln 1.

Tao Rajneesh Zentrum, Klenzestr.41, 8000 München 5.

Almasta Rajneesh Meditation Center, 9 Av. des Arpilleres, CH-1224 Chene-Bougerie-Genf.

Mingus Rajneesh Meditation Center, Asylstrasse 11, CH-8032 Zürich.

Schwedische Massage

Masseure gibt es in Massen. Die Schwierigkeit besteht darin, einen wirklich Guten zu finden. Adressen stehen im Branchenbuch der Post (Masseure, Krankengymnastik, Physiotherapie). Alle größeren privaten oder öffentlichen Bäder und Saunen haben Masseure. Außerdem führen viele Heilpraktiker und auch manche Ärzte Massagen durch. Oft kann der Hausarzt auch Empfehlungen aussprechen. Wer einen Masseur nicht von Bekannten empfohlen bekommt und sich selbständig auf die Suche macht, sollte unbedingt zuvor telefonisch »vorfühlen« und ruhig so »naive« Fragen stellen wie: »Wie lange die Behandlung dauert«, »ob Zeit für ein Gespräch und eine Ruhepause bleiben«, »was es kostet«, »welche zusätzliche Ausbildung der Masseur hat«.
Es gibt zwar einen Verband der staatlichen Masseure (Verband Physikalische Therapie- Bundesvereinigung für Masseure und medizinische Bademeister, Krankengymnasten e.V.) aber er vertritt nur berufständische Interessen.
Bei allen Massageangeboten durch Werbung ist Skepsis Pflicht. Mit Worten läßt sich eine Körperbehandlung ohne weiteres blumig ausmalen. Bei Kennern der Szene gilt daher die Devise: »Wer viel wirbt, hat allen Grund dazu«.

Fußreflexzonenmassage

Viele Masseure führen eine Fußreflexzonenmassage durch. Manche haben sich auch darauf spezialisiert. Dann ist es in der Regel als Tätigkeitsbeschreibung angegeben. Wenn nicht, frage man telephonisch nach.

Polarity-Massage
Wie bei allen Massagetechniken gibt es – außer den staatlich geprüften Masseuren – kein »Gütekriterium« für gute Massagen. Man ist also auf sich selbst gestellt, wenn man einen Polarity- Masseur aufsuchen will. Allerdings führen manche Heilpraktiker diese Massage aus. Auch der eine oder andere staatlich anerkannte Masseur arbeitet heute in eigener Privatpraxis, verlangt daher für seine Arbeit Geld, bietet dafür aber auch mehr – zum Beispiel eine richtige Polarity-Massage.

Atmen
Hier die zentralen Adressen bekannter Atemschulen. Sie vermitteln auf Anfrage einen Atemtherapeuten oder Atemlehrer in verschiedenen Städten:

Deutschland:
Atemschule Scheufele-Osenberg, Lindenstr.232, 4000 Düsseldorf.

Institut für Atemtherapie und Atemunterricht, Leitung: Frau Prof. Ilse Middendorf, Victoria-Luise-Platz 9, 1000 Berlin 30.

Institut für Initiatische Entspannungstherapie, Brunnenstr. 6, 7737 Bad Dürrheim 6 - Biesingen.

Österreich:
Max-Reinhard-Seminar, Prof. Dr. phil. Horst Coblenzer, A-1140 Wien.

Schweiz:
Atemschule Wolf, Wildenrainweg 20, Ch-5200 Brugg.

Alexander-Technik
Die Alexander-Technik wird nur von langjährig ausgebildeten Alexander-Lehrern gelehrt. Die Lehrer, die an der einzigen Ausbildungsstätte ausgebildet wurden, die auf F.M. Alexander zurückgeht, sind in folgenden Fachverbänden zusammengeschlossen, von denen man auch die Adressen der nächstwohnenden Alexander- Lehrer erfährt:

Deutschland:
Gesellschaft der Lehrer der F.M. Alexander-Technik e.V.: GLAT, Postfach 5312, Schützenallee 11, 7800 Freiburg.

Schweiz:
Schweizerischer Verband der Lehrer der F.M. Alexander-Technik:
SVLAT, Postfach, CH-8032 Zürich.

Eutonie
Die im Sinne von Gerda Alexander ausgebildeten Eutonie-Lehrer sind über
folgende Adresse zu erreichen:

Deutschland und Österreich:
Detlev Eichhorn – Schriftführer der »Gesellschaft für Eutonie – Gerda
Alexander«, Abgunst 21, 3360 Osterrode am Harz.

Gerda-Alexander-Schule e.V., Schillerstr.27, 3360 Osterrode am Harz.

Schweiz:
Association Suisse d'Eutonie Gerda Alexander (ASEGEA), Sekretariat:
Gunna Brieghel-Müller, 69 rue de Rhone, CH-1207 Genf.

Feldenkrais-Methode
Die nach Moshe Feldenkrais ausgebildeten Feldenkrais-Lehrer sind in
Fachverbänden zusammengeschlossen:

Deutschland und Österreich:
Feldenkrais Gilde e.V., Postfach 190341, 8000 München 19.

Schweiz:
Schweizerischer Feldenkrais-Verband, P.O.Box 51, CH-6652 Tegna TI.

T'ai Chi Ch'uan
Im Gegensatz zu den anderen bisher beschriebenen Körpertherapieformen
gibt es beim T'ai Chi Ch'uan keine alles überspannende Organisation, die
die Regeln, Werte und Erfahrungen dieser chinesischen Technik verwaltet
und lehrt. Ebensowenig werden Meister oder Lehrer von einer höheren
Kommission oder Elite ernannt, ja es gibt nicht einmal äußere Zeichen (wie
zum Beispiel einen schwarzen Gürtel beim Judo), an denen man einen T'ai
Chi-Meister erkennen kann. Interessanterweise finden motivierte Schüler
jedoch immer ihren Lehrer. Erste Anlaufstellen können Volkshochschulen,
Gesundheits- und Meditationszentren sowie Verbände wie z.B. die Arbei-
terwohlfahrt sein, die oft T'ai Chi-Wochenenden und -Kurse anbieten.

Daneben gibt es ausgesprochene T'ai Chi-Schulen, die in der Regel auch T'ai Chi- Lehrer in anderen Städten empfehlen. Hier einige Adressen:

Toyo & Petra Kobayashi, Specklinplatz 37, 8000 München 70.

Schule für altchinesische Bewegungskünste, Norbert Meller, Moltkestr. 5, 4432 Gronau.

Schule für altchinesische Bewegungskunst, Atmung und Meditation, Rolf Weber, Kiesstr. 8, 6000 Frankfurt 90.

International Tai Chi Chuan Association, Schule Frieder Anders, Am Weingarten 12-14, 6000 Frankfurt/M. 90.

Yoga

Man braucht nur das Branchenbuch der Post unter »Yoga« aufzuschlagen, um in jeder größerer Stadt einige Anschriften von Yogazentren zu finden. Die Frage, die sich für einen Anfänger stellt ist natürlich, welches er wählen soll. Da gibt es leider keine Richtlinien. Man muß vielleicht anrufen und so die erste Auswahl schon über das Telephon treffen.
Hier sind die zentralen Anschriften einiger Yogazentren angegeben. Sie vermitteln auch Yogalehrer in anderen Städten.

Deutschland:
Deutsche Yoga-Gesellschaft e.V. (DYG), Rüggenstr.4, 5810 Witten-Stockum.

Deutsches Yoga-Institut e.V., für Forschung, Pflege und Praxis (DYI), Steinlachallee 34, 7400 Tübingen.

Sivananda Yogazentrum, Steinheilstrasse 1, 8000 München 2, Tel.: 089/524476.

Berufsverband Deutscher Yogalehrer e.V. (BDY), Bremer Str.64, 2870 Delmenhorst.

Schweiz:
Centre De Yoga, 1, Rue des Minoteries, CH-1205 Genf, Tel.: 22/280328.

Österreich:
Yogazentrum, Rechte Wienzeile 29/3/9, A-Wien, Tel.: 222/563453.

Shiatsu und Akupressur

Es gibt Shiatsu- und Akupressurmassagen, die Masseure durchführen. Man findet sie im Branchenbuch der Deutschen Bundespost. Auch viele Heilpraktiker machen Shiatsu und Akupressur.

Aku-Yoga

Wer mehr über Aku-Yoga und Veranstaltungen, Workshops und Ausbildungen bei Michael Gach wissen möchte, kann unter folgender Adresse Informationen erhalten:

Acupressure Workshop, 1533 Shattuck Avenue, Berkeley, Ca. 94709, USA.

Aikido

Die Adressen der professionellen Aikidoschulen bekommt man über:

Bundesverband der Aikidoschulen, c/o Heinz Patt, Müllerstr.42, 8000 München 5, Tel.: 089/265887.

Namen von Aikido-Lehrern vermitteln:
»Aiki-kai Deutschland«, Dr. Karl-Friedrich Leisinger (Präsident), Berghamsweg 72, 4470 Meppen, Tel.: 05931/16523.
Freie Deutsche Aikido-Vereinigung e.V., Eginhard Köhler (Präsident), Schaurenstr. 11a, 4000 Düsseldorf 11.